Spirulina
die Nahrung der Götter

Spirulina
die Nahrung der Götter

Verlag
Ernährung & Gesundheit
Schmautzer-Büchl-Weg 19
82266 Inning am Ammersee

Gedruckt auf Recyclingpapier

Zur Beachtung

Die Veröffentlichung dieses Buches soll ausschließlich informativen Zwecken dienen. Es darf keinesfalls als Ersatz für medizinische Hilfe verstanden werden.

All jenen, die medizinische Beratung, Behandlung und Betreuung benötigen, wird dringend empfohlen, einen erfahrenen Arzt oder Heilpraktiker aufzusuchen.

Spirulina Produkte sind keine Heilmittel im Sinne des Arzneimittelgesetzes, sondern natürliche Lebensmittel mit herausragender Energie- und Nährstoffdichte.

„Spirulina - die Nahrung der Götter"
Reiner Schmid
1. Auflage 2000
ISBN 3-927676-12-8

Schmautzer-Büchl-Weg 19
Telefon: 08143/959501
Telefax: 08143/959502

Umschlaggestaltung: Markus Kuhn, Zürich
Fotos: Sanatur GmbH
Druck: W. Uhl, Buch- u. Offsetdruck GmbH, Bad Grönenbach
Gedruckt auf Recyclingpapier

ISBN 3-927676-12-8

Inhaltsverzeichnis **Seite**

VORWORT

Auf der Suche nach neuen eiweißreichen Nahrungsquellen, hofften Biologen unter den Kleinalgen die neue Supernahrung zu finden. Dabei stießen sie auf die Königin der Minialgen, auf „Spirulina platensis".

Die moderne Zivilisationskost ist längst nicht mehr in der Lage, uns mit ausreichend Nährstoffen zu versorgen. Die großindustrielle Landwirtschaft beschert uns zwar Nahrungsmittel im Überfluß, dafür enthalten diese Massenprodukte 30 bis 50 % weniger Nährstoffe als Lebensmittel, die noch vor 50 Jahren naturgemäß erzeugt wurden. Leider wird heutzutage von Agrarfabriken hauptsächlich nur noch Masse statt Klasse produziert.

Das Dilemma: Einerseits wird immer vitalstoffärmere Nahrung erzeugt, andererseits erfordern Überbeanspruchung und Umweltbelastungen eine höhere Zufuhr hochwertiger Nährstoffe zur Erhaltung der Körperfunktionen, der Leistungsbereitschaft und der Abwehrkräfte.

Als energie- und nährstoffreiches Lebensmittel nimmt Spirulina eine Sonderstellung ein. Kein anderes Lebensmittel besitzt einen so hohen Eiweißgehalt in Kombination mit anderen lebenswichtigen Nährstoffen. Kein anderes Lebensmittel liefert pro Hektar Kulturfläche so viel Ernteertrag wie die Kleinalge Spirulina platensis. Das Wissen und die Technologie sind so weit entwickelt, daß in Großkulturen ausreichend Spirulina-Algen zur Verbesserung der Welternährungslage gezüchtet werden könnten.

Nicht die Menge der täglich verzehrten Nahrung ist entscheidend, sondern die Qualität der Nahrungsmittel mit ihrem Reichtum an essentiellen Lebensbausteinen. Unsere Körperzellen gieren trotz scheinbar überreichem Nahrungsmittelangebot nach hochwertigen Nährstoffen. Die Mikroalge Spirulina mit ihrem ungewöhnlichen Spektrum an leichtverdaulichen Nahrungsmolekülen ist eine wertvolle Energienahrung für den modernen Menschen und für alle Altersgruppen. Sie bietet nicht nur Lösungen zur Verbesserung der Welternährungslage, sondern zur ganz individuellen Nährstoffversorgung moderner, ernährungsbewußter Menschen.

Fast unbemerkt von kurzlebigen Ernährungstrends, erobert der sprialenförmige Winzling die Gunst ernährungsbewußter Menschen.Viele nützen schon intuitiv die Kräfte der Spiralenalge, denn sie wurde uns als Wegbegleiterin in das Dritte Jahrtausend zur Verfügung gestellt.

Dieses Büchlein ist ein kleiner Beitrag, die Bedeutung und die Vorzüge der Spirulina platensis als vollkommenes Nahrungsmittel und als Entwicklungshelfer in eine neue Zeit aufzuzeigen.

Ich wünsche Ihnen viel Inspiriation beim Lesen und würde mich freuen, wenn Sie durch die Verwendung dieser wunderbaren Urpflanze dieselbe Unterstützung erfahren, wie ich selbst.

Reiner Schmid

ZUR EINFÜHRUNG

Nur mit Hilfe sauerstoffproduzierender Algen konnte sich die Sauerstoffatmosphäre der Erde bilden - die Grundlage für das Wachstum der Pflanzen und darauf aufbauend aller höherentwickelter Wesen. Deshalb gelten Mikroalgen als Vorläufer des Lebens überhaupt. Bis heute wird der Hauptteil der vorhandenen pflanzlichen Biomasse von Kleinalgen gestellt.

Die blaugrüne Mikroalge Spirulina platensis ist eine winzig kleine, nur 0,3 bis maximal 0,5 mm lange blaugrüne Spiralenalge. Als mehrzellige Pflanze (Mehrzeller im losen Zellverbund) ist sie eine der ältesten Pflanzen auf unserem Planeten. Alkalisches Sodawasser, Wärme und Sonnenlicht ist alles, was die selbstnährende Pflanze benötigt, um zu gedeihen und sich ungehindert vermehren zu können. In hrer Entwicklungsgeschichte von mehrern Milliarden Jahren hat sich die Spiralenalge weder durch Umwelteinflüsse noch durch Mutation wesentlich verändert. Die Zellinformation war auch über so lange Zeiträume nicht manipulierbar; dies deutet auf einen extrem gesunden Organismus hin. Trotzdem versuchen Genforscher, am Erbgut der perfekten Spirulina Alge rumzupfuschen, um sie auch für die Meerwasserkultivierung nutzbar zu machen.

Spanische Conquistadores waren die ersten, die vor rund 500 Jahren auf ihren Eroberungszügen in Mittelamerika auf getrocknete, blaugrüne Fladen aufmerksam wurden. Die aztekischen Ureinwohner bezeichneten ihre Algenfladen als „Tecuitlatl“ und priesen diese als besondere Kraftnahrung. Über viele Jahrhunderte blieb Spirulina von

der zivilisierten Welt unbeachtet, bis Ernährungswissenschaftler auf der Suche nach neuen Eiweißquellen begannen, Mikroalgen auf ihren Nährstoffgehalt und ihre industrielle Kultivierungsmöglichkeiten zu untersuchen. Allen voran ging der Pionier der Spirulinaforschung, Professor Hiroshi Nakamura aus Japan, und mit ihm Dr. Christopher Hills, der damalige Präsident der „Internationalen Mikroalgen Union“ in Airlie Gardens, England.
1964 entdeckte der belgische Botaniker Jean Leonard auf Eingeborenenmärkten am afrikanischen Tschadsee ebensolche blaugrüne Fladen. Er fand bald heraus, daß dieses traditionelle Nahrungsmittel aus Spiralenalgen des sodahaltigen Tschadsees gewonnen wurden. Seitdem konzentrierte sich die Mikroalgenforschung auf Spiralenalgen und brachte außergewöhnliche Entdeckungen und Erkenntnisse zutage.
Von der Entdeckung und Erforschung bis zur industriellen Kultivierung in Spirulina Farmen war ein langer und beschwerlicher Weg zu gehen. Er war begleitet von hingebungsvollen Forschungen, entmutigenden Rückschlägen und finanziellen Risiken, die keine der interessierten Produktionsgesellschaften übernehmen wollte. 15 Jahre hat es schließlich gedauert, bis 100 Algenarten erforscht und Möglichkeiten der Großproduktion entwickelt und eingerichtet wurden. Aus einer Reihe von 35 Spirulina-Arten konnten fünf der gesündesten und lebensfähigsten Spirulina Kulturen gefunden und in Reinkultur gezüchtet werden.
Wenn wir heute Spirulina Produkte in den Händen halten, dann ist es das Verdienst weniger engagierter Wissenschaftler und Produzenten. Sie haben niemals ihre Vision aufgegeben, eine funktioniernde Spirulinaversorgung zu verwirklichen, damit viele Menschen in den Genuß dieser außergewöhnlichen Kraftnahrung kommen können.

LEBENSMITTEL AUS SONNE UND WASSER

Eine treffende Bezeichnung für dieses kleine Kraftwerk, denn zur Anzucht genügen alkalisches Sodawasser, Sonne und geeignete Spirulinakulturen, um diese selbstnährende Pflanze zu züchten.

Tatsächlich ist die Spirulina Alge erst vor 40 Jahren in das Blickfeld ernährungswissenschaftlicher Forschungen gerückt. Obwohl sie vielen Kulturen seit Tausenden von Jahren als Nahrungsmittel diente, wurde die Alge weltweit von Gesundheitsbehörden, auch von der Weltgesundheitsorganisation (WHO), mit modernen wissenschaftlichen Methoden auf ihre Zusammensetzung und Nutzungsmöglichkeit als Lebensmittel untersucht. Die amerikanische Industrie hat die Kosten für die Erforschung und Zulassung der Spiralenalge gescheut und ist erst sehr spät in die landeseigene Produktion eingestiegen.

Auf der Suche nach neuen Proteinquellen war es für die Algenforscher keine einfache Aufgabe, unter mehr als 10 000 Algenarten die geeignetste herauszufinden.

Die gesuchte Alge mußte folgende Kritierien erfüllen:
- vollkommen ungiftig
- hoher Nährstoffgehalt
- hohe Fruchtbarkeit
- leicht züchtbar
- leicht zu ernten
- hygienisch einwandfrei
- beständig gegen hohe, ultraviolette Strahlung
- temperaturstabil bei höherer Erwärmung
- als Nahrungsmittel zur täglichen Ernährung geeignet

Die blau-grüne Kleinalge „Spirulina platensis" bekam letztendlich den Vorzug, weil sie alle vorher genannten Eigenschaften mitbringt.

Ihr natürlicher Lebensraum sind die alkalischen Sodaseen in China, Südamerika und in Afrika. Der Salzgehalt dieser Seen liegt zwischen 10 und 20 % Natriumbicarbonat. Zum Vergleich: Meerwasser enthält 3 % Natriumchlorid.

Die durchschnittliche Wassertemperatur dieser Seen liegt zwischen 30 und 40° Celsius. Der pH Wert rangiert zwischen 8,5 und 11. Höhere und niedrigere pH-Werte bieten keine Lebensgrundlage für Spirulina platensis Algen. Die hohe Alkalinität gibt Bakterien keine Wachstumsmöglichkeiten, bietet aber der Spiralenalge reine und optimale Wachstumsbedingungen. Andere Mikroorganismen können in diesem basenüberschüssigen Milieu nicht gedeihen und nicht zur Spriulina Alge in Konkurrenz treten.

Die Spiralenalge besitzt keine langen Vacuolen, der Zellkern und die Mitochondrien sind nicht so gut ausgeprägt wie in weniger primitiven höheren Pflanzenzellen. Dies erlaubt schnelle Photosynthese (Bildung von Chlorophyll mit Hilfe von Sonnenllicht) und schnelles Algenwachstum. Eine große Anzahl von Ribosomen (eiweißproduzierende Zellen) ermöglichen die rasche Synthese außergewöhnlich großer Mengen Proteinmasse.

Spirulina vermehrt sich nur in bakteriologisch einwandfreiem Wasser, deshalb ist das Endprodukt äußerst keimarm und bei sachgemäßer Lagerung (lichtgeschützt und trokken) viele Jahre lang haltbar.

Weltweit sind 35 verschiedene Spirulina Spezies bekannt. Nur die folgenden Arten werden zur Kultivierung eingesetzt:

Spirulina maxima
Spirulina platensis

Desweiteren sind bekannt:

Spirulina princeps
Spirulina laxissima
Spirulina subtilissima
Spirulina caldaria
Spirulina curta
Spirulina spirulinoides

Daneben sind ungenießbare und wertlose Arten mit geringem Nährstoffspektrum klassifiziert, die nicht erwähnenswert sind.

Erwähnenswert sind neun Sodaseen, in denen natürlicherweise Spirulina Algen gedeihen:

Nakuru See in Kenya
Rudolf See in Kenya
Elementia See in Kenya
Chiltu See in Äthiopien
Aranguadi See in Äthiopien
Johann See im Chad
Totalcingo in Mexiko
Buccacina See in Peru
und einige Seen in China

Frankreich war 1963 als erstes Land der Welt interessiert, den Nährstoffreichtum der Spirulina zu nutzen.

1968 begannen japanische Forscher, sich für Spirulina zu interessieren. Mit Hilfe von Dr. Christopher Hills von der englischen „Internationalen Mikroalgen Union“ entwickelten sie Verfahren zur Großproduktion, die von der japanischen Industrie übernommen wurden.

Die ersten Versuche, in Amerika Spriulina Farmen aufzubauen, scheiterten, weil sich die Betreiber nicht an die Erfahrungen japanischer Experten hielten und mit großen finanziellen Verlusten aufgeben mußten.

Inzwischen wird Spirulina zur Nahrungsmittelgewinnung fachkundig auf Sonnenfarmen in Taiwan, Thailand, USA und auf Hawai gezüchtet. Der Weg dahin war begleitet von jahrelangen, extensiven Forschungsprojekten mit Rückschlägen, die eine industrielle Gewinnung unmöglich erscheinen ließen.

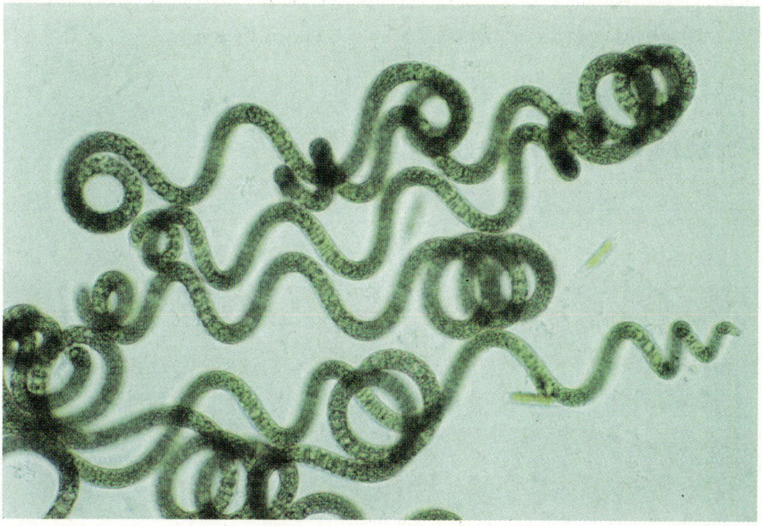

EVOLUTIONÄRE SPIRALEN ENERGIE

Es liegt eine ehrfurchtsvolle Faszination in Spiralstrukturen, die wir im Großen wie im Kleinen wiederfinden.

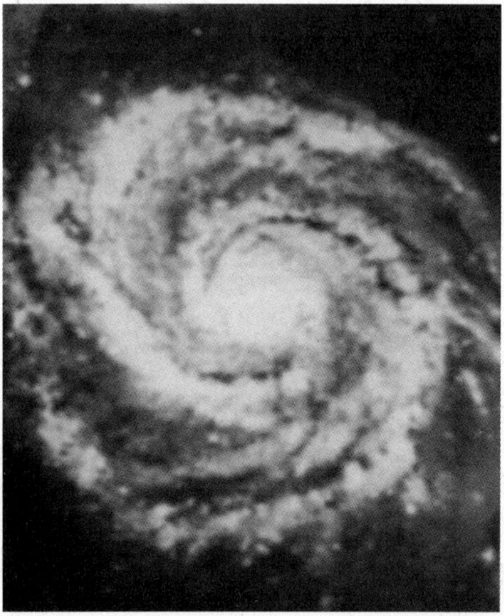

Sternensysteme wie Andromeda und die Milchstraße sind Spiralen. Tatsächlich beschreibt sogar unsere Erde als Mitglied der Milchstraße im Flug um die Sonne und durch das All eine Spiralenkurve. Es scheint, als ob die Schöpferkraft das ganze Universum spiralenförmig strukturierte.

Galaxien werden neu gebildet, wenn sich zwei Energieströme vom Galaxiekern trennen und einen neuen Spiralnebel kreieren - eine neue Galaxie wird geboren.

„Spiralik" heißt der Baustil, den der Geisteswissenschaftler „Leobrand" den Bewegungsprinzipien des Universums und der Kosmen abgeschaut hat.
Wer die Schöpfung versteht, sagt Leobrand, kann und muß zu lebendigen Formen gelangen, denn sie sind das Symbol des Lebens und der Evolution.

Jede Körperzelle enthält ungefähr sechs Meter lange DNS-Stränge, die Speicher des genetischen Codes. Als rechtsdrehende, meist doppelspiralförmig angegeordnete Eiweißstrukturen enthalten diese Erbgutspeicher eine unglaubliche Fülle an Lichtenergie und Informationen auf winzigstem Raum.

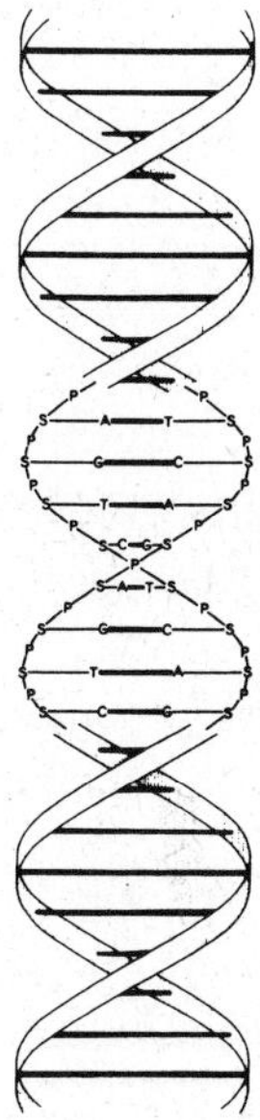

Die Doppelhelixstruktur bildet die Grundlage für die kontinuierliche Bildung neuer Zellen bei gleichzeitiger Übertragung des genetischen Codes. Die DNS-Spirale ist ein Wunderwerk, eine Manifestation des Lebens im Mikroformat.

DNS = Desoxyribonucleinsäure.

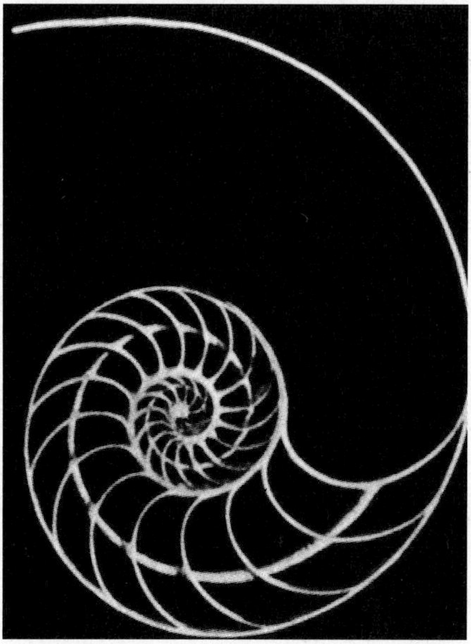

Schnecken formen ihre Häuser in rechtsdrehenden Windungen.

Muscheln dagegen bevorzugen die Linksdrehung.

Einige Lösungsaufgaben liegen in der Spirale, die zu entdecken sich lohnt. In Ihrer Natürlichkeit formt die Spiralenergie einfach „Schönheit“. In der Mechanik schafft die Spirale einen Puffer (Schockabsorber) oder einen Dehnapparat.

Taifune, Hurikane, Wirbelstürme und Windhosen jagen kraftvoll mit hoher Geschwindigkeit spiralendrehend über Land und Meere.

In der Pflanzenwelt versuchen Kletterpflanzen wie Wicke, Gurke oder Erbse mit ihren Spiraltrieben ebenso Halt zu finden wie die Weinrebe.

Auch eine natürlich geformte Haarlocke ist nichts anderes als eine Spirale.

Die Spirale symbolisiert ewiges Leben. In dieser Evolutionswindung leben wir, im Zyklus von immer wiederkehrender Geburt und Tod, emporentwickelnd zum höchsten Ziel, der Bewußtwerdung unserer wahren Existenz.

Die Spirulina Alge ist ein geheimnisvoller, energiespeichernder Mikroorganismus, der uns hilfreich begleiten kann in unserer eigenen Lebensspriale.

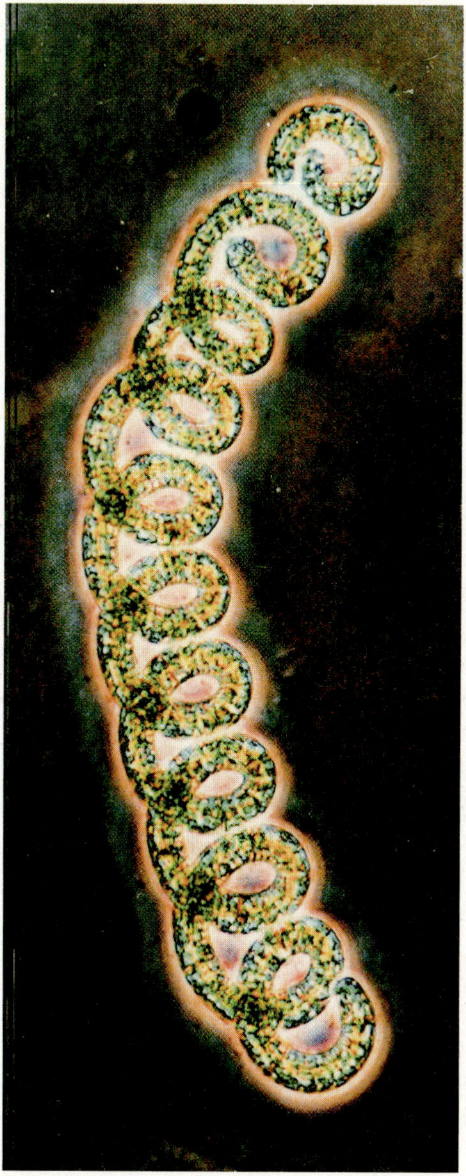

Mikroaufnahme einer Spirulina Alge

KULTIVIERUNG UND VERARBEITUNG

Um Spirulina in Wasserbecken kultivieren zu können, wurden die Wachstumsbedingungen in verschiedenen afrikanischen Sodaseen studiert. Die natürlichen Voraussetzungen waren hoher Sodagehalt, gleichbleibende Temperatur um etwa 28 bis 32 ° Grad Celsius, hohe Alkalinität (pH-Wert 9 - 11), ausgewogene Lichtverhältnisse.
Es galt nun, in warmen Klimazonen mit hoher Lichtintensität ein basisch-salziges Kulturmedium auf Sodabasis (Natriumbicarbonat) mit allen notwendigen Nährstoffen(Stickstoff, Phosphor, Eisen und anderen Mineralien) zu schaffen, um Spirulina züchten zu können.
Es war ein langes und schwieriges Studium von einigen wenigen Spirulina-Forschern, die Lichtverhältnisse, das Nährstoffspektrum und die optimale Temperatur zu bestimmen und in die Praxis umzusetzen.
Zu viel Lichteinfluß zerstörte Chlorophyll. Höhere Kulturtemperaturen erhöhten zwar die Ernteerträge, brachten aber ökologische Probleme mit sich. Es wurde versucht, mit Meerwasser Mikroalgen zu züchten, hohe Salzkonzentrationen sowie höherer Jodgehalt im Endprodukt waren die Folge.

Optimale klimatische Bedingungen für industrielle Spirulinagewinnung wurden in China, Thailand und Taiwan gefunden. Von ungefähr 300 existierenden „Sonnenfarmen“ kultivieren nur 30 Betriebe erfolgreich die Kleinalge.
Die verwendete Spirulinakultur muß besondere Eigenschaften aufweisen: Unempfindlichkeit gegen Temperaturschwankungen, schnelles Wachstumund hohe Stabilität bei der Verarbeitung.

Gezüchtet wird in großflächig angelegten Wasserbecken, die mit Paddelräder durchmischt werden. Nach Abschluß der Kulturphase wird geerntet. Dabei wird die Hälfte des Kulturwassers abgepumpt und gefiltert, die verbleibende Hälfte bildet die Saat für eine neue Ernte.

Mit Hilfe von Schüttelsieben oder Zentrifugen wird wiederum Wasser abgesondert und zur Wiederverwertung in die Becken zurückgeleitet. Die verbleibende Spirulinamasse wird im Trockenturm innerhalb von wenigen Sekunden sprühgetrocknet. Für Ernte und Trockung werden höchstens 20 Minuten benötigt.

Lichtgeschützt verpackt und trocken gelagert steht nun das proteinreichste, nährstoffreiche und energiespendende Lebensmittel „Spirulina Pulver" mit einer Haltbarkeit von vielen Jahren zur Verfügung.

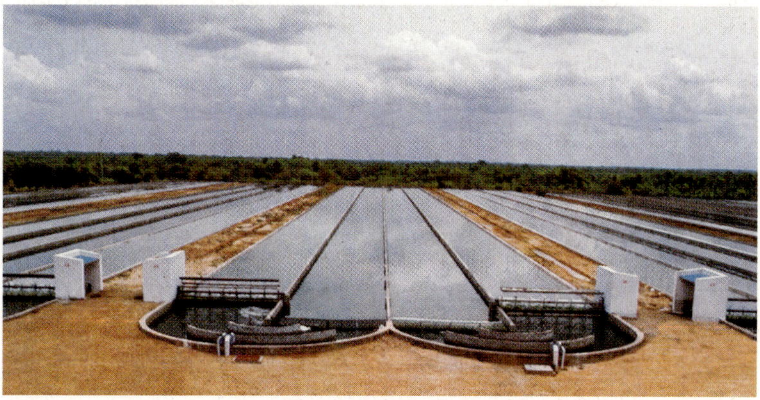

Spirulina Farm

Ökologische Aspekte der Spirulinakultur

Schadstoffbelastung von Luft, Wasser und Boden sind der Preis der Industriealisierung und exzessiven landwirtschaftlichen Bodenausbeutung. Mit Atemluft, Trinkwasser und Nahrung nehmen wir unzählig viele dieser Schadstoffe und Umweltgife auf. Die Unterdrückung der Abwehrkräfte durch Schwermetalle und Ausbreitung von Allergien hat sich zu einem gravierenden Gesundheitsproblem entwickelt. Gesundheitliche Beeinträchtigungen aufgrund von Umwelteinflüssen ließen sogar einen neuen medizinischen Zweig entstehen, der als „Diagnostik und Therapie für Umweltmedizin“ bezeichnet wird.

Die häufigste Meldung über die Wüsten der Erde ist, daß sie sich ausbreiten. Durch ausbeuterischen Anbau versteppt jährlich Agragland in der Größe der Schweiz.
Die Weltbevölkerung explodiert, doch landwirtschaftliche Anbauflächen verkarsten im Dauerhagel von Kunstdünger und chemische Agrargiften. Spirulinazucht benötigt keinen Humus, wenig Kulturfläche, extrem wenig Wasser und kann auch noch in Gegenden kultiviert werden, die nicht zur Nahrungserzeugung genutzt werden können. Sonnenenergie für das Spirulinawachstum ist gratis und der Energieeinsatz für Durchmischung, Pumpen und Trocknung ist gering.

Spirulina benötigt keinen Kunstdünger und keine Pflanzenschutzmittel. Die Zerstörung von Ackerland durch Auslaugung wird vermieden, die Umwelt nicht mit Agrargiften belastet. Spirulina hilft sogar, das im Übermaß angereicherte Kohlendioxyd in der Atmosphäre zu verwerten und damit den Treibhaus-Effekt zu vermindern.

Qualität und Energie sichtbar gemacht

Mit Hilfe der „Super-COLORPLATE-Fotografie“ macht Dr. Dieter Knapp vom Institut Javea/Alicante die feinen Energiestrukturen von Lebensmitteln sichtbar.

Die Qualität eines Lebensmittels wird nämlich nicht nur von den Nährstoffen bestimmt, sondern auch vom Energiegehalt. Das assimilierte Sonnenlicht wird mit der „Super-COLORPLATE-Fotografie“ in Form eines wunderschönen Mandalas wiedergegeben.

Das harmonische Bioenergiemuster der Spiralenalge zeigt das starke elektrische Potential.

Die Lichtinformationen der Spirulina platensis bringen harmonisierende Energie und Struktur in unsere Körperzellen

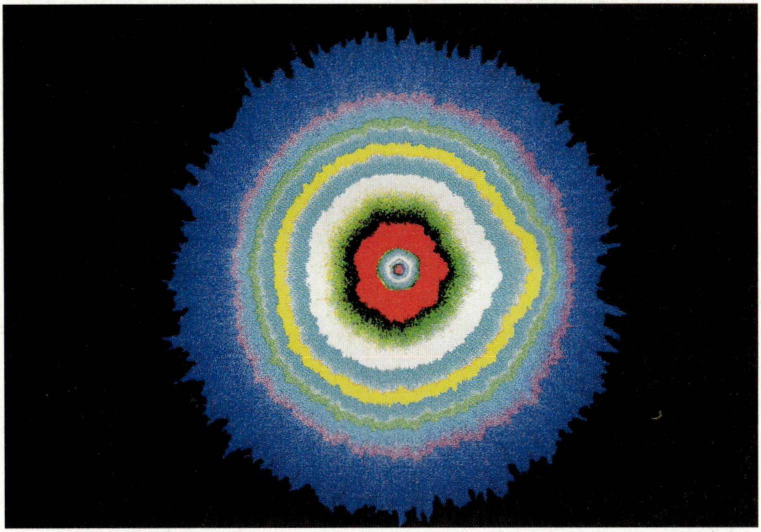

ALLE NÄHRSTOFFE AUF EINEN BLICK

Protein	**61,2%**
Kohlehydrate	**14,7 %**
Fette	**6,5 %**
Feuchtigkeit	**4,5 %**
Asche	**9,2 %**
Rohfaser	**3,5 %**

Spirulina ist ein Naturprodukt. Der Nährwertgehalt ist von Ernte zu Ernte verschieden und jahreszeitlichen Schwankungen unterworfen.

Protein Gesamtgehalt 61,2%

lebenswichtige Aminosäuren		**nicht lebenswichtige Aminosäuren**	
Isoleucin	4,8 %	Alanin	5,4 %
Leucin	7,1 %	Arginin	5,2 %
Lysin	7,5 %	Asparagin	6,0 %
Methionin	2,0 %	Cystin	0,6 %
Phenylalanin	3,6 %	Glutamin	8,6 %
Threonin	8,3 %	Glycin	6,6 %
Tryptophan	2,4 %	Histidin	1,0 %
Valin	5,1 %	Prolin	5,6 %
		Serin	3,6 %
		Tyrosin	2,5 %

Kohlehydrate Gesamtgehalt 14,7 %

Ramnose	9,0 %
Glucan	1,5 %
Glucosamin + Muraminsäure	2,0 %
Phosphorilierte Cyclitole	2,5 %
Glycogen	0,5 %

Fettsäuren Gesamtgehalt 6,5 %

Palmitoleinsäure	1762 mg/kg	Palmitinsäure	18820 mg/kg
Palmitolinsäure	2157 mg/kg	Ölsäure	2489 mg/kg
Heptadecansäure	116 mg/kg	Myristinsäure	582 mg/kg
Gamma-Linolensäure	11900 mg/kg	Laurinsäure	229 mg/kg
Alpha-Linolensäure	293 mg/kg		

Pflanzenfarbstoffe

Carotinoide Gesamtgehalt	3350 mg/kg
davon Beta Carotin	1200 mg - 1700 mg/kg
Chlorophyll	11800 mg/kg
Phycocyanin	47200 mg/kg

Nukleinsäuren

RNS - Ribonukleinsäure	2,8 %
DNS - Desoxyribonukleinsäure	0,8 %

Vitamine

Ascorbinsäure/C	in Spuren
Biotin/B 8	0,4 mg/kg
Cyanocobalamin/B 12	64 mμ/kg
Pantothensäure/B 5	11 mg/kg
Folsäure/B 9	0,5 mg/kg
Inosit	3 50 mg/kg
Niazin/B 3	118 mg/kg
Pyridoxin/B 6	6,0 mg/kg
Riboflavin/B 2	40 mg/kg
Thiamin/B 1	55 mg/kg
Tocopherol/E	10 - 60 mg/kg

Mineralstoffe

Lithium/Li	0,35 mg/kg
Calcium/Ca	10800 mg/kg
Phosphor/P	7900 mg/kg
Eisen/Fe	360 mg/kg
Natrium/Na	340 mg/kg
Chlorid/Ci	320 mg/kg
Magnesium/Mg	4350 mg/kg
Mangan/Mn	48 mg/kg
Zink/Zn	1792 mg/kg
Kalium/K	1530 mg/kg
Selen/Se	0,5 mg/kg
Germanium	in Spuren

Schwermetalle

Meerwasser ist zunehmend mit Schwermetallen aus Industrieabwässern belastet. Spirulina Algen sind Binnenseealgen, gezüchtet in kontrolliertem Sodawasser. Belastungen sind deshalb unter der Nachweisgrenze.

Arsen/AS	<0,4 mg/kg
Blei/Pb	<0,8 mg/kg
Cadmium/Cd	<0,14 mg/kg
Quecksilber	<0,05 mg/kg

Mikrobiologie

Verantwortungsbewußt kultivierte Spiralenalgen zeichnen sich aus durch eine geringe Gesamtkeimzahl, frei von Bakterien Escheridia coli, Salmonella/Staphylococcus und Coliforme Keime Enterobacteriaceae. Selbstverständlich sollten auch keine Agrargifte wie Pestizide und Fungizide nachweisbar sein.

AMINOSÄUREN - BAUSTEINE DES LEBENS

Im Biologieunterricht lernten alle den wichtigen Lehrsatz: „Ohne Eiweiß gibt es kein Leben“. Erst seit geraumer Zeit weiß man mehr über die tatsächliche Tragweite dieser Erkenntnis.

- ✧ Eiweiß ist an allen Stoffwechselfunktionen beteiligt.
- ✧ 15 % unserer Körpermasse besteht aus Eweiß.
- ✧ Die Grundsubstanz unserer Körperzellen besteht grundsätzlich aus Eiweiß.
- ✧ Eiweißbausteine sind Baustoffe zur Synthese von Hormonen, die unsere Drüsenfunktionen steuern.

Inzwischen nennt man Eiweißmoleküle „Proteine“ und die einzelnen Bausteine „Aminosäuren“.
Von insgesamt 24 bekannten Aminosäuren werden nur acht als lebensnotwendig erachtet.

Getreide enthält zwischen **6 und 10 % Eiweiß.**
Fleisch und Fisch enthalten ungefähr **20 % Eiweiß.**
Hefe mit einem sehr hohen **Eiweißgehalt von 40%** galt in der Vergangenheit als bester Eiweißspender.

Spirulina Algen enthalten alle lebenswichtigen Aminosäuren und gelten als beste und vollwertige Proteinquelle.

Spirulina speichert ca. 60 % Eiweiß und schlägt damit alle Rekorde. Unter diesem Aspekt gewinnt die Spirulina Alge für Vegetarier, werdende Mütter, Schwerstarbeiter und Sportler enorm an Bedeutung. Angesichts der ständig wachsenden Weltbevölkerung könnte die Spiralenalge in Zukunft zur Deckung des Eiweißbedarfs den größten Beitrag leisten.

Unter dem Elektronenmikroskop betrachtet, zeigt sicht der Zellkern der Spiralenalge nicht mit einer Zellmembrane umhüllt. Die Erbgutinformationen der DNS sind also nicht nur im Zellkern, sondern in der ganzen Pflanze präsent. Dies macht die Spirulina Pflanze reaktionsschnell, besonders anpassungsfähig und sehr vermehrungsbereit.

Die Zellmembrane ist eine schwer verdauliche Zellwand aus Zellulose. Solche Algenzellkerne können von unserem Verdauungssystem fast nicht aufgebrochen werden und sind nur zu einem geringen Bruchteil verwertbar.

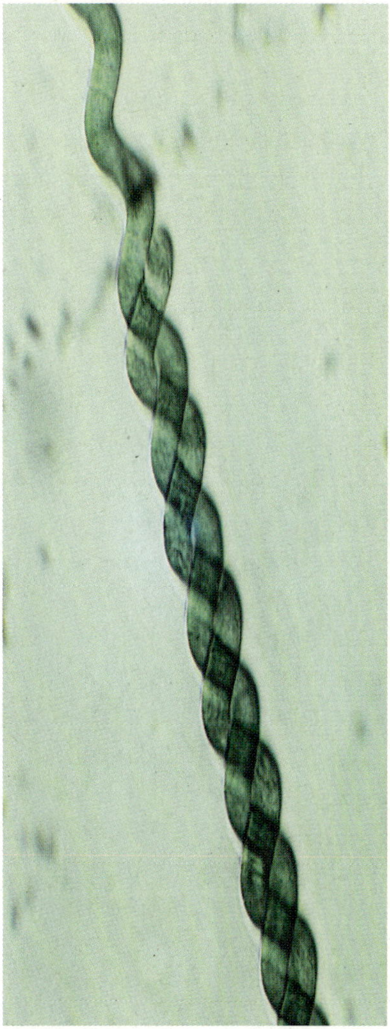

Weil Spirulina Algen keine natürlichen Feinde zu fürchten hatten, entwickelten sie auch keine schwerverdaulichen Zellulosewände. Deshalb sind Spirulina Algen als Nahrungsmittel eine extrem leichtverdauliche Eiweißquelle, im Gegensatz zu jenen Algenarten, die bereits einen Zellkern mit schwerverdaulicher Zellmembrane aufgebaut haben.

Die verschiedenen Körperzellen sind aus speziellen Aminosäureverbindungen zusammengesetzt.
Leberzellen haben ein anderes Aminosäurespektrum als Herzzellen oder Hautzellen. Auch die Lebensdauer der Proteinzellen ist sehr unterschiedlich. Grundsätzlich kann man davon ausgehen, daß innerhalb von sieben Jahren alle Körperzellen einmal reproduziert werden und wir einen komplett neuen Körper bekommen.

Aminosäuren sind nicht nur Bausubstanz für Körperzellen, sie sind gleichzeitig auch Wirkstoffe. Hormonbildung z. B. ist nur mit Aminosäuren möglich.
„Spirulinaeiweiß" enthält jene Polypeptidketten, die zur Bildung der Gehirnchemikalien Encephalin, Dopamin und Endorphin unentbehrlich sind. Auch Hormone wie Insulin werden mit Hilfe von Spirulinaeiweiß in ausreichender Menge bereitgestellt.

Ohne Aminosäuren keine Nährstoffversorgung.
Die meisten Nährstoffe müssen an Aminosäuren „andokken", um durch die Darmwände in's Blut eingeschleusst zu werden. So muß ein Spurenelement erst warten, bis es ein Proteinmolekül findet, mit dem es die Reise durch die Darmschleimhaut in den Blutkreislauf antreten kann.

Aminosäuren zur Blutbildung
Essentielle Aminosäuren im Verbund mit Vitaminen (B12), Chlorophyll und Mineralstoffen (Eisen) in der Nahrung sind wichtige Bausteine zur Produktion des roten Blutfarbstoffs Hämoglobin und tragen zur gesunden Blutbildung bei.
All diese Nährstoffe sind in Spirulina platensis reichlich vorhanden.

Aminosäuremangel begünstigt Angst
Ein Mangel an Phenylalanin kann Angstzustände auslösen. Spirulina trägt mit 3,6% des Eiweißgehalts wesentlich zur Versorgung mit Phenylalanin bei.

Aminosäuren helfen Cholesterin abzubauen.
Die Foschungsergebnisse des Herzspezialisten Dr. Matthias Rath zeigen, daß die Aminosäuren Prolin und Lysin am Abbau von Cholesterin beteiligt sind und die Gefäßwände stärken.
Desweiteren konnte der ursächliche Zusammenhang zwischen Herz- und Kreislauferkrankungen und Nährstoffmangel bestätigt werden: Infolge von Vitamin- und Mineralstoffmangel bilden sich Risse in den Blutgefäßen. Mit Hilfe des (zu unrecht) verteufelten Cholesterins versucht nun der Reparaturmechanismus des Körpers, diese feinsten Haarrisse mit Cholesterin abzudichten. Vordringlichste Maßnahme bei Herz-Kreislauferkrankungen ist die ausreichende Nährstoffversorgung, damit Risse in den Blutgefäßen geschlossen werden. Der Abbau des Cholesterins und die Einlagerung von Kollagen ist mit Hilfe der Aminosäuren Prolin und Lysin, wie in Spirulina in Höchstmengen vorhanden, zu unterstützen.
Herzkrankheiten entstehen immer bei gleichzeitiger Übersäuerung der Körpersäfte (Azidose). Deshalbgehört eine basenreiche Vollwerternährung mit hohem Frischkostanteil ohne tierisches Eiweiß und ohne tierische Fette zur Basistherapie. Auch hier bieten sich basenreiche Spirulina Algen zur Versorgung mit pflanzlichem Eiweiß und zur Verbesserung des Säure-Basen-Gleichgewichts an.
Zusätzlich empfehle ich Spirulina-Selen zur Stärkung des Herzmuskels einzusetzen. Mit Selen wird der Immunstatus verbessert, die Vitamin-E-Verwertung und damit das Sauerstoffangebot in den Zellen optimiert.

Bei jeder Art von Streß wird grundsätzlich mehr Selen benötigt. Intensivpatienten weisen grundsätzlich einen sehr geringen Selenspiegel aus.

Ernährungsmpfehlungen:
Basische Vollwerternährung mit Vitamin-C reicher Frischkost ist unbedingt erforderlich. Anstatt säurebildendes tierisches Eiweiß empfiehlt sich die Versorgung mit basenbildendem, pflanzlichem Spriulinaeiweiß und wertvollen ungesättigten Fettsäuren. Spirulinaeiweiß hilft, Cholesterinablagerungen abzubauen und vermehrt Kollagen in die Blutgefäße einzulagern. Empfehlung 3 x täglich 2 Teelöffel Spirulina Pulver mit Wasser oder Gemüsesaft und zusätzlich 3 x täglich 5 Tabletten Spirulina Selen.

Leberschutz mit Aminosäuren.
Die Leber ist das Chemiewerk des Körpers. Wie können wir unsere Leber schützen? Indem wir genügend Protein zu uns nehmen. Die Leber besteht zu 70% aus Protein; viele der Enzyme mit der die Leber arbeitet, werden aus Aminosäuren gebildet.
Die Aminosäure Methionin ist bekanntermaßen das Leberschutzmittel bei Alkoholgenuß. 30 Tabletten Spirulina können die Leber vor einer Alkoholvergiftung bewahren.
Damit nicht zu viele Fettzellen in die Leber eingelagert werden, auch dafür sorgen Aminosäuren. Bei einer Fettleber hilft auch hier pflanzliche Vollwerternährung mit Spirulina.

40% aller Leberschäden wurden verursacht durch chemische Medikamente. Die Leber ist die Entgiftungsstation, deshalb muß jegliche Chemie durch die Leber. Chemische Arzneimittel sollten deshalb nicht unkontrolliert lange und mit Absprache des Arztes eingenommen werden.

DAS SPIRULINA-AMINOSÄURENSPEKTRUM

Essentielle Aminosäuren	in Spirulina enthalten
Isoleuzin	4,80 %
Leuzin	7,10 %
Lysin	7,50 %
Methionin	2,00 %
Phenylalanin	3,60 %
Threonin	8,30 %
Tryptophan	2,40 %
Valin	5,10 %

Nichtessentielle Aminosäuren	in Spirulina enthalten
Alanin	5,40 %
Arginin	5,20 %
Asparginsäure	6,00 %
Zystin	0,60 %
Glutaminsäure	8,60 %
Glycin	6,60 %
Histidin	1,00 %
Prolin	5,60 %
Serin	3,60 %
Tyrosin	2,50 %

Diese Angaben sind Durschnittswerte und variieren nach Jahreszeit und Kulturlandschaft.

ESSENTIELLE AMINOSÄUREN

Essentielle Aminosäuren sind Eiweißbausteine, die mit der täglichen Nahrung zugeführt werden müssen.

Isoleuzin
Regulierung des Stickstoffgleichgewichts, für Wachstum und Muskelbildung, Entwicklung des Gehirns. Stabilisiert Blutzuckerwert und fördert Energiebereitstellung.

Leuzin
Muskelkraft, Stimulierung der Hirnfunktion, Stabilisierung des Blutzuckers.

Lysin
Zellwachstum, Kreislaufstärkung, Bildung von Lymphozyten. Unterstützt das Abwehrsystem, hilft bei der Einlagerung von Kollagen in die Hautzellen und fördert die Verdauung.

Methionin
Leberfunktion, Fettverwertung, Nervenberuhigung. Zur Schwermetallentgiftung (Blei), Schutz vor Strahlenbelastung. Stimmungsaufhellend und energetisierend.

Phenylalanin
Produktion des Schilddrüsenhormons Thyroxin. Stimmungsaufhellend, fördert das Konzentrationsvermögen und senkt Schmerzempfindlichkeit.

Threonin
Verstoffwechslung der Nahrung, unterstützt Darmfunktionen.

Tryptophan
Verbessert Vitamin-B Verwertung, Nervenstärkung, fördert emotionale Ausgeglichenheit, beruhigend.

Valin
Koordination des Muskeleinsatzes, fördert Denkvermögen.

NICHT-ESSENTIELLE AMINOSÄUREN

Diese Eiweißbausteine sind nicht lebensnotwendig, weil der menschliche Organismus sie selbst herstellen kann, wenn dafür notwendige Nahrungsmoleküle vorhanden sind.

Alanin
Stärkung der Zellwände, Aufbau von Muskelgewebe, Energiebereitstellung, Unterstützung der Abwehrkräfte.

Arginin
Blutreinigung, Wundheilung. Fördert die Zeugungsfähigkeit des Mannes. Sperma besteht zu 80 % aus Arginin.

Asparaginsäure
Stimmungsaufhellung. Umwandlung von Kohlehydraten in Zellenergie.

Glutaminsäure
Glutaminsäure und Glucose sind die Hauptenergielieferanten für das Gehirn. Darüber hinaus vermindert Glutaminsäure das Verlangen nach Alkohol und fördert mentale Stabilität.

Glyzin
Diese Aminosäure unterstützt die Sauerstoffverwertung und steigert den Energiehaushalt. Fördert die Entgiftung und kann vor Alzheimer Krankheit schützen. Wirkt beruhigend und fördert die Wundheilung.

Histidin
Dieser Eiweißbaustein steht mit den Ohren in Verbindung und hilft bei Schwerhörigkeit. Dabei wird die Übertragung der Nervenimpulse besonders in den Hörorganen unterstützt. Histidin fördert die Aktivität weißer Blutzellen (Leukozyten).

Prolin
ist ein Vorläufer der der Glutaminsäure. Hilft beim Abbau von Cholesterin.

Serin
„Gute Nerven sind in Fett gehüllt" - sagt der Volksmund. Serin ist tatsächlich dafür verantwortlich, Nervenfasern mit fetthaltigen Schutzstoffen einzuhüllen.

Tyrosin
Tyrosin hilft, den Alterungsprozeß zu verlangsamen, hat Einfluß auf die Pigmentierung von Haut und Haaren. Es wird vermutet, daß Tyrosin über das Zwischenhirn (Hypothalamus) das Hungergefühl reduziert. Durch antidepressive Wirkung hebt es die gute Laune und fördert enorm die Gedächtnisleistung.

Zystin
Unterstützung der Bauchspeicheldrüsenfunktion, damit Regulierung des Blutzuckerspiegels. Reduziert Symptome von Nahrungsmittelallergien. Verzögert den Alterungsprozeß.

DER GENCODE IN NUKLEINSÄUREN

Als die kleinste Grundstruktur des Lebens gilt die Zelle. Die Bausteine der Zelle sind Aminosäuren, kleinste Eiweißmoleküle, die als Funktionsträger der Zellen agieren. 300 bis 1000 Aminosäuremoleküle wiederum verbinden sich zu einer Kette und schaffen so die unterschiedlichsten Zellarten von Gehirn, Knochen, Haut, Organen usw.

Umgeben von einer Membran, befindet sich im Zellinneren die spiralfenörmige Aneinanderreihung der Nukleinsäuren, die Informationsträger des genetischen Programms. Aus Nukleinsäuren werden bei Bedarf neue Gene mit der vollständigen Erbinformation gebildet. Wird die Erbinformation nicht vollständig weitergegeben, kommt es zu Gendefekten, die immer wieder weitervererbt werden können.

Es werden zwei Arten von Nukleinsäuren unterschieden:.
DNS (Des-oxy-ribo-nukleinsäure) ist doppelstrangig und dient vorzugsweise als Speicher für die genetischen Erbinformationen.

RNS (Ribonukleinsäure) ist zumeist einstrangig und an der Proteinbiosynthese, als Boten- oder Matrizen-RNS an der Informationsübertragung beteiligt.

Nukleotide sind Bausteine der Nukleinsäure und erfüllen die Aufgabe der Energieträger.

Der genetische Code ist der Schlüssel für die Übertragung genetischer Informationen. Die Nukleinsäuren haben die Aufgabe, Erbinformation auf die neuen Proteinmoleküle zu übertragen.

Spirulina Algen enthalten im Durchschnitt 4 % Nukleinsäuren (3 % RNS und 1 % DNS). Dadurch fördern sie die körpereigene Zellerneuerung und Zellregeneration und sorgen für die vollständige Übertragung der Erbinformation.

Mit dem Genuß von Spirulina Algen ist der Verjüngungseffekt bereits vorprogrammiert. Und nicht nur dies: sie können auch helfen, unsere ursprünglichen Zellinformationen neu zu programmieren und Gendefekte zu reparieren.

DAS GRÜNE GOLD DER MAYAS UND AZTEKEN

Aufzeichnungen und neue historische Funde geben die Gewißheit, daß Spirulina regelmäßig auf dem Speiseplan der Azteken zu finden war. In den Seen der mexikanischen Hochebene, 2 000 m über dem Meeresspiegel, lagen einige Seen mit hohem Sodagehalt und vielen ausgeklügelten Wasserwegen, in denen Spirulina kultiviert und geerntet wurde. Der Totalcingo wie der Texcoco See waren zwei dieser Seen, in denen Spirulina Algen traditionell geerntet wurden. Bis zum heutigen Tag sind in beiden übriggebliebenen Seeresten Kulturen derselben Spirulina Spezies heimisch.
Kalender, Pyramiden, ein Schrift- und Zahlensystem, Paläste, kunsthandwerkliche Töpferei, Weberei, Mosaik- und Goldschmuckarbeiten zeugen von der einst hohen und sagenumwobenen Kultur mexikanischer Indianerstämme. Der Mayastaat wurde jäh ausgelöscht; die letzten Zeugnisse ihrer Existenz werden mit dem Jahre 909 n. Ch datiert.
Eine Klimaveränderung, Naturkatastrophe, innere Unruhen oder eine Invasion fremder Stämme liefern keine ausreichenden Gründe für den plötzlichen Niedergang dieses Reiches. Doch nun gibt es eine Erklärung, die mit der Algennahrung in Verbindung steht.

Mit Hilfe der Weltraumtechnologie entdeckten Maya-Forscher auf gescannten Spezialaufnahmen ein kompliziertes, parallel angelegtes Netzwerk von Kanälen, von dem sie annahmen, daß damit Agrarland bewässert wurde. Darauf hin überflogen Archäologen das Mayagebiet mit Spezialradar und fanden das selbe Kanalsystem.

Die parallel angeordneten Kanäle schienen einerseits der Wasserzufuhr und andererseits als Zuchtbecken zur Algenkultivierung gedient zu haben.

Azteken ernteten Spirulina Algen aus den natürlichen Sodaseen, um es mit Mais und Gemüse kombiniert zu verzehren. Die Mayas dagegen nutzten ihre Kanalsysteme als Zuchtbecken zur Massenproduktion, mit denen sie mehr als zwei Millionen Menschen mit Nahrung versorgen konnten.

Primitive Farmer brennen den Urwald nieder, um Ackerland zu schaffen. Nach Jahren ausbeuterischer Landbewirtung ziehen sie weiter und hinterlassen eine Wüstenei.
Nicht so die Mayas, die Kanäle aushuben in denen sie Kleinalgen züchteten und die Zwischenräume als Inseln zur Spirulinatrocknung nutzten.

Der plötzliche Untergang der Mayas kann nur so erklärt werden: „Das ausgeklügelte Wassersystem benötigte ständige Überwachung. Wenn dieses vernachlässigt wurde und durch Trockenheit, Kriegswirren oder aufgrund anderer Probleme nicht gepflegt wurde, verkümmerten die Samenkulturen und sie hatten keine Möglichkeiten, ihre Spirulinabecken zum Erblühen zu bringen". Die spirulinazüchtenden Azteken waren weit entfernt und möglicherweise mit den Mayas verfeindet. Irgenwie konnten sich die Mayas keine Spirulinakulturen zur Vermehrung sichern. Nach 1 000 Jahren sorgfältiger Wasserkontrolle mit Hilfe ihrer Wasserspezialisten und Algenkulturisten wurden sie entweder überheblich oder zu sorglos. Jedenfalls verloren sie die Fähigkeit oder das Wissen, nach einer Katastrophe oder einem Störfall ihre Spirulinakulturen zu erneuern. Es wird vermutet, daß wegen der Übermacht der Priester durch einen Streik der Wasserspezialisten und/oder der Algenzüchter, die Spirulinazucht zum Erliegen kam, und deshalb der Großteil dieses Volkes verhungern mußte.

Die auf Luftaufnahmen entdeckte Anordnung der Kanäle und parallel angelegter Becken erlauben keine ausreichende Schwemmdrainage, wie sie zum Maisanbau benötigt würden. Sie sind jedoch den Spirulina Kulturtanks der Gegenwart sehr ähnlich.

Eine Zivilisation, die auf Spirulina als Hauptnahrungsmittel gründet, werden Volksgesundheit und Vitalität stimuliert, das mentale Potential gefördert. Die von Menschenhand geschaffenen Algenkulturen können jedoch mit einem Schlag durch Mangel an Nährstoffen oder durch gezielte Einleitung von Schadstoffen zerstört werden.

DIE VITAMINE IN SPIRULINA

Vitamine haben die Aufgabe, körpereigene chemische Prozesse anzuregen. Die fettlöslichen Vitamine E und Beta Carotin können besser, die wasserlöslichen Vitamine der B-Gruppe und C nur eingeschränkt gespeichert werden. Mangelerscheinungen führen zu den vielfältigsten Funktionsstörungen und Krankheiten.

Vitaminart	Durchschnittlich mg/kg
Ascorbinsäure (C)	in Spuren
Beta Carotin	1 200 - 1 700
Biotin (B 8)	0,4
Cyanocobalamin (B 12)	0,9 - 2,0 (Dr. Leitzmann)
Pantothensäure (B 5)	11,0
Folsäure (B 9)	0,5
Inosit	350,0
Niacin (B 3)	118,0
Pyridoxyn (B 6)	6,0
Riboflavin (B 2)	40,0
Thiamin (B 1)	55,0
Tocopherol (E)	60 mg

Beta Carotin
Beta Carotin ist bekannt als die Vorstufe von Vitamin A. Während Beta Carotin vowiegend in pflanzlichen Produkten zu finden ist, enthalten tierische Quellen das umgewandelte Vitamin A. Überdosierung von reinem Vitamin A schädigt die Leber. Außerdem darf Vitamin A nur in Kombination mit den Vitaminen E und C und dem Spurenelement Zink eingenommen werden, weil isoliertes Vitamin A ebenso die Leber angreift wie die erwähnte Überdosis.

Pflanzliches Beta Carotin wie in Spirulina gespeichert, ist auch hochdosiert nicht schädlich. Als Antioxidans gehört es zu den wichtigsten Fänger von „Freien Radikalen", die durch Umweltgifte, Strahlenbelastung, Krankheit und Streß entstehen können. Beta Carotin macht diese wildgewordenen Sauerstoffmoleküle unschädlich und schützt Körperzellen vor den löcherschlagenden Monstern. Mit diesen Eigenschaften empfiehlt sich Beta Carotin als Nährstoff zur Krebsvorsorge.

Beta Carotin verstärkt den Hautschutz vor schädlicher UV-Strahlung. In der Aknebehandlung hat sich das Hautvitamin gut bewährt wie auch gegen Altersflecken. Überfunktion der Schilddrüse kann mit Beta Carotin positiv beeinflusst werden. Bildschirmarbeiter und Raucher haben einen höheren Bedarf an Beta Carotin. Zu Verbesserung der Sehkraft und bei Nachtblindheit empfiehlt sich dieses Vitamin.

Spirulina Algen sind reich an Beta Carotin:
3 Teel. Spriulina platensis Pulver (6 - 8 g) enthalten ca. 10 mg Beta Carotin - entsprechen 16.600 i.E Vitamin A.

10 Tabletten Spriulina platenis à 400 mg (4 g) enthalten ca. 6 mg Beta Carotin - entsprechen 10.000 i.E Vitamin A.

Vitamin B1 (Thyamin)

Hilft beim Säurenabbau zur Regulierung des Säure-Basen-Gleichgewichts. Schutz- und Nährstoff für das Nervensystem. Nährstoff für Sehnerv, bei Augenflackern, bei entzündeten Augennerven, Pupillenödem.
Nährstoff für Herzfunktion. Schützt das Herz bei Überbelastung, Herzklopfen, Herzrythmusstörungen.

Vitamin B 2 (Riboflavin)

Fördert Stoffwechsel von Fett, Protein und Kohlehydraten. Riboflavinmangel zeigt sich durch wässrige, tränende Augen, Müdigkeit, Insulinmangel, Zöliakie, stark fettenden Haaren und spröden, leicht splitternden Fingernägeln.

Vitamin B 3 (Niacin)

Für die seelische und geistige Gesundheit unbedingt notwendiges Viltamin. Es steuert den Stoffwechsel von Fettsäuren, Aminosäuren und Kohlehydraten und ist am Energiestoffwechsel wie am Cholesterinstoffwechsel beteiligt. Niacin bildet Hormone der Keimdrüsen, der Schilddrüse und der Nebennieren. Bei Niacinmangel bildet der Magen zuwenig Salzsäure, dadurch kann Gastritis entstehen. Durchfall und Verstopfung wechseln sich ab.

Vitamin B 5 (Pantothensäure)

Sichert den Haut- und Gewebestoffwechsel und hilft bei der Umwandlung von Fett und Kohlehydraten in Energie. Steuert die Durchblutung, fördert die Funktion der Schilddrüse und Nebennieren. Verhindert den Calciumabbau im Knochengwebe. Fördert die Funktion des Nervensystems. Fördert das Haarwachstum und schützt vor vorzeitigem Ergrauen. Schützt Darmschleimhäute vor Infektionen und hilft neues, gesundes Gewebe aufzubauen.

So macht sich Vitamin B 5 Mangel bemerkbar:
Müdigkeit, Appetitmangel, Kopfschmerzen, Verstopfung, Herzjagen, Muskelkrämpfe, Muskelzittern und Muskelschwäche, Depressionen, Schlaflosigkeit, schlecht heilende Wunden, schlechtes Gedächtnis, gestörte Hormonbildung in Verbindung mit rheumatischer Arthritis, Gicht und Wechseljahrproblemen mit Osteoporose (Knochenschwund) und Arthrose, Kribbeln in Armen und Beinen und häufiges Einschlafen von Händen und Füßen, Entzündung der Schleimhäute von Magen, Dünn- und Dickdarm, Mangel an Magensäften, Blähungen, erschlaffte Darmmuskulatur, Magen- Darmgeschwüre, Infektanfälligkeit, andauernde Erkältungen und Katarrh , Bronchitis, Heuschnupfen, Asthma, vorzeitiges Ergrauen der Haare, Lymphstauungen, leicht geschwollene Lymphknoten, Frühgeburten, Wechseljahrbeschwerden, Entzündungen der Scheide und des Muttermundes, Einrisse bei den Brustwarzen, Schwangerschaftskrämpfe.

Vitamin B 6 (Pyridoxin)
Unterstützt Eiweißstoffwechsel und Nervenfunktionen. Reguliert den Cholesterinspiegel, kontrolliert die ungesättigten Fettsäuren. B 6 ist beteiligt am Auf- und Abbau von Aminosäuren sowie am Umbau von Protein in Kohlehydrate. Fördert die Bildung roter Blutkörperchen (Erythrozyten).Reguliert Blutdruck und Magnesiumgehalt im Blut und Zellgwebe. Unterstützt die Funktionen von Haut, Leber und Muskeln. In der Schwangerschaft ist B 6 notwendig für die gesunde geistige Entwicklung des Kindes und unterstützt das Wachstum. Wichtig auch für ein gutes Gleichgewichtssystem. In Verbindung mit essentiellen Fettsäuren ist B 6 für den Mann ein Potenzstärkungsmittel und unterstützt das Immunsystem.

Ein Mangel an B 6 kann sich durch folgende Symptome bemerkbar machen: Konzentrationsschwäche, Blutarmut, Anzeichen von Fettleibigkeit, Schwindelanfälle, Blasenschließmuskelschwäche bis zum totalen Ausfall, Zuckerkrankheit, Entzündung der Bauchspeicheldrüse. Gesichtsmuskelzuckungen, Zuckungen beim Einschlafen, Schlafstörungen, Niedergeschlagenheit (Depressionen) , Nervosität, stechende Kopfschmerzen im Stirn- und Schläfenbereich. Kein Gefühl in Fingern und Zehen, linksseitige Lähmungserscheinungen. Schuppige Haut, Ausschlag in Augenbrauen und Kopfhaut. Juckender Ausschlag im Genitalbereich. Juckreiz um After, trockene und rissige Haut an den Händen. Lippen schälen sich und weisen Hautveränderungen auf. In der Schwangerschaft: Übelkeit, Ödeme (Wasseransammlungen), Fuß- und Beinkrämpfe, Blutarmut, Kopfschmerzen, Hämorrhoiden. Die Antibabypille ist ein Vitamin B 6-Räuber.

Vitamin B 8 (Biotin)

Typisches Haut-, Haar- und Nagelvitamin. Schützt die Haare vor dem Ergrauen und ist unerläßlich für die Gesundheit von Haut und Schleimhäuten. Biotin ist an der Zellteilung beteiligt und hilft bei der Einlagerung von Calcium in die Muskelzellen.

Biotinmangel zeigt sich wie folgt: Müdigkeit, Muskelschmerzen, Depressionen, Übererregbarkeit, Kopfschmerzen, erhöhter Cholesterinspiegel, zuwenig roter Blutfarbstoff. Gelblich-fleckiger Zungenbelag, Schwund der Zungenpapillen, Abnahme oder Verlust des Geschmackssinns. Schuppen, bei Verschlimmerung fleckige, schuppige Hautentzündung an Armen, Händen und Beinen. Trokkene, leicht schälende Haut, die Talgproduktion versiegt. Graufahle, schlecht durchblutete Haut und Schleimhäute. Schuppen- und Krustenbildung der Kopfhaut.

starkem Haarausfall. Antibiotika und Sulfonamide unterbinden die körpereigene Biotinbildung im Darm. Durchfall, ungenügende Magensaftbildung oder Magenverschleimung fördern Biotinmangel.

Vitamin B 9 (Folsäure)

Folsäure hilft bei der Teilung aller Körperzellen und ist besonders in der Schwangerschaft wichtig. Es schützt die Leibesfrucht vor Mißbildungen, Fehl- und Frühgeburt, vor Mongolismus und Blutarmut. Ausreichende Folsäurezufuhr schützt die Mutter vor Blutungen, Schwangerschaftsstreifen und Haarausfall. Unregelmäßige Regelblutungen können auf Folsäuremangel gründen. Beim Mann verbessert Vitamin B 9 die Spermaqualität, schützt vor Glatzenbildung und Bartschwund. Bei Psoriasis ist vermutlich immer Folsäuremangel beteiligt. Wundheilung wird durch Folsäure gefördert, die Produktion von Antikörpern ermöglicht und damit die Immunkräfte mobilisiert. Mütter mit B 9-Mangel oder/und B 12-Mangel gebären Kinder mit kleinenThymusdrüsen. Die Thymusdrüse steuert die Abwehrkräfte und eine kleine Thymusdrüse bedeutet weniger Immunbereitschaft. Bei diesen Kindern ist besonders auf eine schlackenarme, abwehrstärkende Ernährung mit hohem Frischkostanteil zu achten. Folgende Anzeichen sind auf einen Mangel an Folsäure zurückzuführen: Atemnot, Blässe, Schleimhautveränderungen im Mund und Magen- Darmbereich. Blutarmut, Müdigkeit, Schwindel, Depressionen. Eisenmangel kann Folsäuremangel erzeugen, weil zur Verwertung von Folsäure ein eisenabhängiges Enzym benötigt wird.
Ausgesprochener Folsäureräuber ist die Antibabypille, desweiteren Antibiotika, Barbiturate, Sulfonamide und einige chemische Medikamente. Sehr gute Folsäurelieferanten sind: Weizengrassaft und Weizenkeimlinge.

Vitamin B12 (Cobalamin, Cyanocobalamin)
Der Aufbau von Ribonukleinsäuren und damit der Proteinsynthese ist eine der Hauptaufgaben von B 12. Die andere Aufgabe ist die Bildung von roten Blutkörperchen. Die Schutzschicht um die Nervenfasern werden mit Hilfe dieses Vitamins gebildet. Ebenso der Magensaft mit Intrinsic-Faktor, der das B 12 bindet und im Darm vor negativen Bakterien schützt. Nur eine gesunde Magenschleimhaut und eine gute Darmbesiedelung mit positiven Bakterien ermöglicht die eigenständige Synthetisierung dieses Vitamins. Bei einseitig ernährten Kindern steigert B 12 das Wachstum, Appetit, Körperkraft, schulische Leistung und das allgemeine Wohlbefinden. Eine regelmäßige Periode wird durch B 12 begünstigt. Beim Mann kontrolliert und erhöht es die Spermienanzahl. Die psychische Ausgeglichenheit wird gefördert.

Mangelerscheinungen machen sich bemerkbar durch: perniziöse Anämie (Reifungsstörung der roten Blutkörperchen), Müdigkeit, Atemnot, Herzklopfen, Appetitmangel, Übelkeit, Durchfall, Bauchschmerzen. Blaßgelbe Mundschleimhaut mit schmerzhaften Entzündungen, Zungenbrennen. Kopfschmerzen, Nervenentzündungen, Rückenschmerzen und Rückensteife, leichte Stiche in Händen und Füßen. Schlurfender Gang hervorgerufen durch Myelinabbau. Rückenmarkdegeneration bis zu schweren Lähmungen. Antriebslosigkeit, depressive Verstimmung, manisch-depressive Psychosen, Bereitschaft zu Affekthandlungen. Übelriechender Geruch oder Ausfluß aus der Scheide, schlechte Empfängnisbereitschaft. Zu geringe Spermienanzahl und damit eingeschränkte Zeugungsfähigkeit.

Eingeschränkt wird die Verwertung von B 12 durch fettreiche Ernährung.

Vitamin-B 12-Räuber sind: Alkohol, Schalftabletten, Östrogentabletten, Antibiotika, Antidiabetika Typ „Guanidin“.

Vitamin B 12 gilt als seltenes Vitamin und wird besonders Vegetariern empfohlen. **Nach Angaben des Ernährungswissenschaftlers Prof. Dr. Leitzmann/Gießen, ist Spirulina die reichste natürliche Vitamin B12 Quelle und enthält 250 % mehr B12 als Rinderleber.**

Vitamin C (Ascorbinsäure)

Die Spirulina Alge ist kein typischer Vitamin-C-Lieferant und enthält ein geringes Quantum Vitamin C, welches notwendig ist, um als Cofaktor bei der Verstoffwechselung der Nährstoffe behilflich zu sein.
Grundsätzlich ist Vitamin C das Universalvitamin für einen geregelten Stoffwechsel, für den Kollagenaufbau des Stützgewebes der Haut und der Elastizität der Arterien. Es unterstützt den Sehvorgang und reguliert den Augendruck (druckmindernd), fördert die Eisenverwertung, aktiviert das gesamte Immunsystem, festigt das Zahnfleisch, kann Umweltgifte, Drogen und chemische Nahrungsmittelzusätze neutralisieren und ist ein hochwirksames Antioxidans gegen „Freie Radikale“.

Vitamin-C-Räuber sind Tabak (eine Zigarette verbraucht 25 mg Vit.-C) und die Antibabypille.

Vitamin E (Tocopherol)

Dieses Vitamin steht für Jugendlichkeit, denn es hält das Bindegewebe jung und elastisch, unterstützt die Wundheilung und fördert die Vernarbung (nach Herzinfarkt, Unfall oder Operation). Es hält die Blutbahnnen elastisch, verhindert die Bildung von Blutgerinsel und verlängert die Lebensdauer roter Blutkörperchen. Vitamin E erhöht die Sauerstoffverwertung in den Körperzellen, verstärkt die Bildung von Hormonen, wirkt energiesteigernd und leistungsfördernd, hilft schädigende Fette zu neutralisieren und schützt die guten Fette vor Oxidation. Mit Vitamin E regenerieren sich die Sehnen auch im Alter und fördern die Beweglichkeit. Als Fruchtbarkeitsvitamin ist es unersetzlich für die Reifung des Eis und des Fötus. Es schützt die reifende Leibesfrucht vor Hirn-, Herz- und Augendefekten. Für die Frau ist Vitamin E wichtig für eine regelmäßige Periode. Beim Mann fördert es die Fruchtbarkeit und die Beweglichkeit der Samenzellen.

Ein Mangel an Vitamin E zeigt sich als: Leistungsschwäche, schnelles Altern, Herzprobleme. Stoffwechselprobleme mit folgenden Anzeichen: Schlafschwierigkeiten, Bildung von Alters- und Leberflecken, Sauerstoffmangel, Arthritis, Herzinfarkt, Nierenentzündungen. Akne, Warzenbildung, schlechte Vernarbung (rotblaue Wülste), schlecht heilende Brandwunden. Venenentzündungen, Krampfadern, Thrombosen, Schaufensterkrankheit, schwaches Bindegewebe, Steifheit, Muskelschwäche, Muskelrisse, Muskelentzündung. Sehnen verkürzen sich, die Beweglichkeit wird dadurch eingeschränkt. Finger lassen sich nicht mehr strecken, an den Sehnen im Handteller bilden sich Verdickungen. Die Zehen verkrümmen, es bilden sich Hammerzehen. Schielen durch Muskelschwäche, Ablösung der Augennetzhaut. Vitamin-E-Mangel erschwert und verlängert den Geburtsvorgang, begünstigt Vaginaentzündungen, zu schwache oder zu starke Menstruationen, Wechseljahrbeschwerden. Männer erleiden Bindegewebsverdickungen am Penis, Vergrößerung der Vorsteherdrüse (Prostata) und die Spermien reifen nicht aus.
Der Genuß von chloriertem Trinkwasser erfordert höhere Vitamin-E-Zufuhr.

ESSENTIELLE FETTSÄUREN

Gesättigte Fettsäuren nehmen wir meistens aus tierischen Produkten zu uns. Sie sind zwar gute Energielieferanten, nehmen wir aber in der Regel im Übermaß zu uns. Gesättigte Fettsäuren haben die Tendenz, sich als Fettgewebe anzulagern und überflüssige Pfunde zu bilden. Sie tragen zur Erhöhung des Blutfettspiegels und Verhärtung der Arterien bei und fördern Herz- Kreislauferkrankungen.

Ungesättigte Fettsäuren werden vorwiegend in pflanzlichen Lebensmitteln (kaltgepreßte Pflanzenöle, Nachtkerzenöl) bereitgestellt. Sie können von unserem Organismus nicht synthetisiert werden, müssen also mit der Nahrung zugeführt werden. Ein erheblicher Teil unserer Gehirnmasse besteht aus Fett - 25 % der Gehirnmasse wird aus ungesättigten Fettsäuren aufgebaut. Unter diesem Aspekt bekommen diese „guten Fette“ eine besondere Bedeutung.

Spirulina enthält ca. 6 - 8 % Fett, hauptsächlich essentielle, ungesättigte Fettsäuren. Während zuviele gesättigte Fettsäuren zu Verhärtungen führen, sorgen ungesättigte Fettsäuren für Beweglichkeit und Geschmeidigkeit der Blutgefäße, der Zellmembranen und der Haut.

Die Thymusdrüse hat die Aufgabe, Abwehrzellen bereitzustellen. Mit zunehmendem Alter schrumpft die Thymusdrüse und ihre Funktion wird eingeschränkt. Werden im Alter keine Abwehrzellen bereitgestellt, tritt der Tod ein. Wir leben nur so lange, wie wir in der Lage sind, unser Abwehrsystem funktionsfähig zu erhalten.

Unsere Thymusdrüse kann mit Hilfe essentieller Fettsäuren wie der Gammalinolensäure in Spirulina, Abwehrzellen aktivieren und damit zur Lebensverlängerung beitragen.

Nicht nur die Aminosäuren Prolin und Lysin haben einen positiven Effekt auf den Fettstoffwechsel, auch die essentiellen Fettsäuren sind hier von großer Bedeutung. In einer Studie von 1992 konnte von Ralf Reglin in Köln nachgewiesen werden, daß 15 Tabletten Spirulina platensis täglich den Gesammtcholesterinwert innerhalb von drei Wochen um 12,5% senken konnte, während das „gute" HDL-Cholesterin um 20,7% zunahm.

GESUNDE FARBPIGMENTE

Spirulina Algen enthalten bis zu 20 % energiespeichernde Pflanzenfarbstoffe wie: Chlorophyll, Carotinoide und Phycocyan. Mit Hilfe dieser Pflanzenfarbstoffe können Spirulina Algen bis zu 10 % des einfallenden Sonnenlichtes in Energie umwandeln. In der Entwicklungsgeschichte der Erde waren blau-grüne Mikroalgen vermutlich die ersten Chlorophyllbildner und Lichtsammler, also Ausgangsbasis und Nahrung für jede weitere Lebensform.

Chlorophyll, der grüne Pflanzenfarbstoff wird mit Hilfe des Sonnenlichtes in den Blattzellen gebildet. Dabei speichert Chlorophyll Lichtenergie und baut mit Hilfe von Kohlendioxyd und Wasser neue Zellmasse auf.

Der grüne Pflanzenfarbstoff „Chlorophyll" und der rote Blutfarbstoff „Häm" sind in ihrem atomaren Aufbau ähnlich. Verzehren wir grüne Lebensmittel, wird Chlorophyll in Verbindung mit Eiweiß zu Hämoglobin verwandelt.

Das grüne Chlorophyll ist das beste und natürlichste Blutbildungs- und Blutreinigungsmittel, das uns auch in Spirulina zur Verfügung steht.

Der rote Blutfarbstoff „Hämoglobin" enthält als Atomkern ein Eisenmolekül, der grüne Pflanzenfarbstoff „Chlorophyll" dagegen ein Magnesiummolekül. Magnesium speichert elektrische Sonnenenergie, mit deren Hilfe Nervenfunktionen, Gehirnströme, Herzschlag, die Hormonsteuerung in Gang gesetzt und die Zellatmung stimuliert werden. Chlorophyll besitzt Halbleitereigenschaften wie Germanium und Selen, transportiert also Energie ohne große Reibungsverluste!

Mit grünen, chlorophyllreichen Lebensmitteln steigern wir unsere Vitalität und fördern natürl. Wachstum, unproblematische Fortpflanzungsfähigkeit und strahlende Gesundheit.

Die Übertragung von Nervenimpulsen mittels Botenstoffen wäre viel zu langsam. Die Übermittlung der Nerveninformationen mit elektrischen Impulsen läuft in Lichtgeschwindigkeit ab, damit unsere Zellen rechtzeitig die richtigen Funktionsbehle erhalten. Auch die zeitgenaue Ausschüttung von Hormonen geschieht in Bruchteilen von Sekunden, ebenso agieren die Hirnfunktionen, die uns zu solcher Gedächtnisleistung verhelfen. Ohne elektrische Impulsgeber könnte auch Ihr Herz nicht schlagen.

Die Photosynthese, also die Umwandlung von Sonnenenergie in Chlorophyll erzeugt gleichzeitig auch elektrische Energie. Dies ist ein bedeutender Vorgang, dem viel zu wenig Beachtung geschenkt wird. Viele gesundheitliche Probleme die auf Energiemangel und schlechte Blutquaität hindeuten, können mit chlorophyllreichen Lebensmitteln wie Spirulina Algen ausgeglichen werden.

Chloroplasten sind winzige Zellorgane der Spiralenalge und sind wenig größer als der Zellkern selbst. Sie sind die eigentlichen Chlorophyllspeicher und enthalten immer auch Eisen, eines der wichtigsten Spurenelemente im Blutserum, um Sauerstoff zu binden und zu den Zellen zu transportieren. Je mehr Sauerstoff unsere Zellen zur Verbrennung zugeführt bekommen, desto weniger sind wir krankheitsanfällig, desto größer ist unsere Vitalität und Leistungsbereitschaft.

Chlorophyll ist ein hervorragendes Blutbildungs- und Blutreinigungsmittel.

Chlorophyll ist hoch alkalisch und reguliert bei Übersäuerung das Säure-Basengleichgewicht der Körpersäfte.

Chlorophyll fördert die Regeneration von geschädigten Körperrzellen und Organen und kann helfen, Toxine und Schwermetalle, auch Radionukleide zu neutralisieren und auszuscheiden.

Chlorophyll normalisiert übermäßige Absonderungen der Drüsensekrete, stärkt den Herzrythmus und verbessert die Sauerstoffverwertung in den Zellen.

Chlorophyll neutralisiert Zellmembranschädigungen, die durch Bakteriengifte verursacht wurden.

Chlorophyll unterstützt die natürlichen Funktionen des Abwehrsystems.

Chlorophyll normalisiert das Säuremilieu im Darmtrakt und fördert eine darmfreundliche Bakterienbesiedelung,

Chlorophyll unterstützt und verkürzt den natürlichen Heilungsvorgang entzündlicher Prozesse.

Chlorophyll trägt zur psychischen Stabilisiierung bei und stärkt das Nervensystem.

Chlorophyll verbessert die Fließeigenschaften des Blutes.

Chlorophyll fördert den gesunden Schlaf und verringert übermäßiges Schlafbedürfnis.

Chlorophyll unterstützt die Gehirnfunktionen und fördert die Gedächtnisleistung.

Spirulina Algen enthalten 1,6 % Chlorophyll und damit mehr als die meisten Landpflanzen.

Carotionoide
sind gelb-orange farbige Pflanzenpigmente, die sichtbar im Eigelb, in Karotten, Tomaten und Aprikosen eingelagert sind. Auch Grünpflanzen enthalten Carotinoide, die mit ihren antioxidativen Eigenschaften vor den zellschädigenden Wirkungen freier Radikaler schützen können.

In die Haut eingelagerte Carotinoide schützen die Haut vor schädigenden UV-Strahlen und wirken auf unseren gesammten Zellstaat abwehrstärkend.

Spirulina Algen enthalten die beachtliche Menge von ungefähr 0,3 % fettllöslichen Carotinoiden.

Betacarotin,
die Vorstufe von Vitamin A, zählt ebenfalls zu den Carotinoiden und ist mit einem Gehalt von 0,8 % in Spirulina enthalten.

Rutin,
ein anderes Carotinoid, ist eine gelbes Pigment der Xantophyllgruppe und gilt als Venenstärkungsmolekül. Insgesamt 0,15 % Xantophyllfarbpigmente enthält Spirulina.

Phycocyanin
ist ein spezieller Pflanzenfarbstoff blau-grüner Algen, der zur Bilirubingruppe zuggeordnet wird. Reines Phycocyanin ist ein wunderschönes dunkelblaues Pflanzenpigment, das nur in Spirulina Algen, nicht in Chlorella Süßwasseralgen vorkommt. 18 % Phycocyanin in Spirulina unterstützt die Leber bei der Aminosäureverwertung, stärkt die Gehirnfunktionen, stabilisiert das Abwehrsystem.
In geringen Mengen kommen auch rote Farbpigmente wie Phycoerythrin und Allophycocyanin vor, die jedoch hauptsächlich in Rotalgen zu finden sind.

BASISCH IST DAS LEBEN

Das Gleichgewicht von Säuren und Basen ist die Grundvoraussetzung für alle Körperfunktionen. Gesunde Körpersäfte sind immer auf basische *pH-Werte eingestellt. Nur der Magensaft liegt natürlicherweise im sauren Bereich. Abhängig von Ernährungsgewohnheiten entstehen mehr oder weniger Säureschlacken, also Abbauprodukte, die bei der Verstoffwechslung der Nahrung, aber auch bei Krankheit und Streß entstehen. Um das Leben zu schützen, wird unser Blut kontinuierlich im ausgeglichenen Säure-Basen Verhältinis gehalten. Dabei werden Säureschlacken abtransportiert, basenreiche Nährstoffe und Sauerstoff dem Blutstrom zugeführt. Übersäuern kann in der Regel nur das Zellgewebe, dies aber mit verheerenden Folgen, wenn die Zelle dem Säurebad auf Dauer nicht entkommen kann.

Durch Übersäuerung (Azidose) wird die Lebenskraft geschwächt, Organschädigungen gefördert und allen Krankheiten Tür und Tor geöffnet.

Um Säureschlacken zu neutralisieren, werden basische Nährstoffe, basische Mineralien und Sauerstoff benötigt. Bei ungenügender Basenzufuhr werden Säureschlacken erst einmal in's Zwischengewebe verschoben. Gicht und Rheuma sind die typischen Säuredepotkrankheiten. Später greift der Körper auf die Mineraldepots im Zellgewebe und in den Knochen zurück, um die Säreflut auszugleichen, die Entmineralisierung (Osteoporose) nimmt ihren Lauf.

*pH-Wert : von lateinisch „potentia hydrogenii" = Stärke des Wasserstoffs. pH-Wert = Gradmesser für die Wasserstoffionenkonzentration. pH-Werte unter 7,5 sind sauer, oberhalb von 7,5 basisch.

Aufgrund von Mangelernährung und Streß leiden die meisten Menschen mehr oder weniger an Übersäuerung.

Spirulina Algen mit pH-Werten zwischen 9 und 11 sind ein besonders basenreiches Lebens-Mittel. Sie werden basisch neutral verstoffwechselt und können helfen, uns vor Übersäuerung zu schützen.

Basenbildend sind lebendige, unerhitzte Lebensmittel wie: Muttermilch, Rohmilch, Keimlinge, Wildkräuter, Gartenkräuter, ungeröstete Nüsse, ausgereiftes Obst und Gemüse, grüne Chlorophyllsäfte von Weizengras und Gerstengras, frischgepreßte Säfte von Gemüse und reifen Früchten, Getreidespeisen von Hirse, Buchweizen, Quinoa und Amaranth, die aufgrund ihres Mineralstoffreichtums auch nach dem Kochprozeß einen basischen pH-Wert vorweisen können, Mineralstoffpräparate, rohes Fleisch, frische rohe Eier, Quellwasser, frische Atemluft (Sauerstoff), Meditation, Liebe, Freude und Harmonie.

Eine ausgewogene Ernährung setzt sichzusammen aus mindestens 80 % basenreichen Lebensmitteln und maximal 20 % säuerebildenen Nahrungsmitteln.

Säurebildend sind: Fleischgerichte und Wurstwaren, Bohnenkaffee, Alkohol im Übermaß, Weißmehlbackwaren, Vollkornbackwaren, gekochtes Getreide mit Ausnahme von Buchweizen, Quinoa, Amaranth und Hirse, Eierspeisen, Zuckerwaren, Drogen, Agrargifte, chemische Lebensmittelzusätze zur Schönung und Haltbarmachung, Umweltgifte, Sauerstoffmangel bei Herzschwäche, örtlicher Sauerstoffmangel bei Durchblutungsstörungen, körperliche Überanstrengung oder Bewegungsmangel, Hunger, Ärger, Streß, Wut, Haß und alle Krankheiten mit entzündlichen Prozessen.

Die Folgen von permanentem Säurestreß sind: Sauerstoffmangel, Müdigkeit, Niedergeschlagenheit, Aggressionen, Unzufriedenheit, Nervenschädigungen, Unfruchtbarkeit, Darmerkrankungen, Blutkrankheiten, Pilzerkrankungen (Candida), Herzerkrankungen, Diabetes, alle Krebserkrankungen, Haarausfall, Haarergrauen, Migräne, chronische Entzündungen, Krämpfe, Fieber, Nierenschädigungen, Hauterkrankungen, Gastritis, Gicht, Rheuma, Geschwüre, Knochenentkalkung (Osteporose), Karies, Zahnverfall, Parodontose, Hörsturz, Ohrgeräusche, Organstörungen, Schlafstörungen, Nervenschmerzen, Konzentrationsstörungen, Kältegefühl, Infektanfälligkeit, Regenerationsschwäche, Schmerzempfindlickeit, Verstopfung, Mundgeruch, Blähungen, Verschleimung der Atemwege und der Nebenhöhlen, Magenübersäuerung, Schilddrüsenstörungen, Darmverschlackung.

pH-Wert Spektrum:

1 2 3 4 5 6 7 8 9 10 11 12 13 14

1-6 sauer 7,5 neutral 7,5 - 14 basisch

Die meisten Menschen in der zivilisierten Welt werden durch die typischen Säurekrankheiten (Herztod, Krebs) hinweggerafft. Dabei wäre es sehr einfach, sich vor dem Säuretod zu schützen. Ein aggressives Säuremolekül wird durch die Verbindung mit einem Basenmolekül zum harmlosen Salzmolekül und kann schadlos ausgeschieden werden.

**Säurenahrung verätzt den Körper von innen.
Basenreiche Ernährung schützt vor Übersäuerung
und ist eine der wichtigsten Voraussetzungen
für ein langes und gesundes Leben.**

DIE MINERALSTOFFE IN SPIRULINA

Die Chemie unterscheidet Mineralsalze zwischen Mengenelementen (Makroelementen) und Spurenelementen (Mikroelementen). Während von den Mengenelementen täglich relativ große Mengen im Milligramm bis Grammbereich benötigt werden, genügen von den Spurenelementen Kleinstmengen im Milligramm oder Mikrogrammbereich.

1 Milligramm (mg) = 0,001g
1 Mikrogramm (µg) = 0,001 mg.

Mineralien sind mit Ausnahme von Chlor und Schwefel basisch und leisten einen großen Beitrag zu Erhaltung des Säuren-Basen-Gleichgewichts. Stoffwechselschlacken sind überwiegend sauer - Streß und Mangelernährung setzen den Organismus zusätzlich unter Säurestreß. Hier helfen basenreiche, mineralstoffreiche Nahrungsmittel wie Spirulina Algen als Säurepuffer, um das Säure-Basen-Gleichgewicht zu regulieren. Andererseits haben Mineralien Reizübertragungsaufgaben, Schutz- und Katalysatorfunktionen. Sie sind Bausubstanz für alle Arten von Körperzellen und für den Stützapparat. Als Cofaktoren aktivieren sie Enzyme und unterstützen die Abwehrfunktionen.

Nicht alle Mineralstoffe des Körpers sind erforscht. Die Funktionen von Nickel und Zinn z. B. konnten noch nicht eindeutig geklärt werden. Unsicher ist, ob Aluminium, Barium und Bor lebenswichtige Funktionen erfüllen. Gold jedenfalls ist ein Vitalitätselement, das in der Homöopathie in potenzierter Zubereitung Verwendung findet. Andere Mineralien wie Antimon, Arsen, Blei und Cadmium sind bei zu hoher Aufnahme toxisch und gelten als gefährliche Umweltgifte.

Calcium (Ca) Makroelement basenwirksam

Für Knochenaufbau und Knochenstabilität, Zahnbildung, Kittsubstanz bei Knochenbrüchen, Übertragung der Nerven- und Muskelimpulse, zur Blutgerinnung notwendig. Aktivator von Enzymen (Peptosen), beeinflußt die Durchlässigkeit der Zellmembranen, notwendig für den Aufbau der Nukleinsäuren, beschleunigt Wundheilung, erhält die Spannung in den Muskeln, stärkt die Muskeln bei großer Müdigkeit, unterstützt die Nebennieren bei der Hormonproduktion, unterstützt gleichmäßigen Herzschlag.

Calciummangel macht sich bemerkbar durch: Knochenabbau (Osteoporose), Spontanfrakturen, schlechte Zähne, Nervosität, schlechte Laune, Müdigkeit, Reizbarkeit, Schlaflosigkeit, Herzrasen in Ruhestellung, Sonnenallergie, Juckreiz, schlechte Wundheilung in Verbindung mit Vitamin-C-Mangel, Reizbarkeit vor der Regelblutung. Calciummangel begünstigt Allergien, Arthrose, Zahnfleischschwund (Parodontose), Knochenerweichung (Osteomalazie), Menstruationskrämpfe und Kopfschmerzen während der Periode.

Die Calciumaufnahme wird behindert durch fettreiche Ernährung. Die bekannten Calciumräuber sind: Zuckerwaren, Weißmehlgebäck, Limoadengetränke, Coca Cola.

Empfohlene Calciumzufuhr für Erwachsene: 900 mg täglich. 70 - 90 % des aufgenommenen Calciums werden über den Stuhl wieder ausgeschieden. Während Schwangerschaft und Stillzeit besteht erhöhter Bedarf.

Chrom (Cr) Mikroelement basenwirksam

Chrom ist kein typisches Spirulina-Mineral. Auf dem Markt werden aber Spirulina Tabletten mit höherem Chromgehalt angeboten, und deshalb soll dieses Mineral beschrieben werden. Als Glukose-Toleranz-Faktor (GTF) stellt es gegenwärtig eine wichtige Nahrungsergänzung dar. Bei der Gewinnung von „Spirulina Chrom“ wird dem Kulturwasser organisch gebundenes Chrom beigegeben, welches von den Mikroalgen resorbiert und eingelagert wird.
Für die Regulierung des Blutzuckergehalts, zur Unterstützung der Bauchspeicheldrüsenfunktion bei Diabetes und zuckerreicher und weißmehlreicher Ernährung, für gesunde Blutgefäße, für die Funktion der Augenhornhaut und der Linse. Hilft den Cholesterinspiegel steuern, für gesundes Wachstum des Kindes, zum Gewichtsaufbau nach Operationen und bei Untergewicht.
Chrommangel macht sich bemerkbar durch: Diabetes, Unverträglichkeit von zuckerhaltigen Speisen und Getränken, artherioskleritische Gefäßerkrankungen, Trübung der Augenhornhaut und der Augenlinse, Wachstumsstörungen. Chrommangel begünstigt Fettsucht und Arteriosklerose.

Die bekannten Chromräuber sind: alle Zuckerwaren, Weißmehlgebäck, Limoadengetränke, Coca Cola. Ein hervorragendes Süßmittel bei Diabetes sind „Stevia Blätter“. Als Zusatz zu Tee's oder als Konzentrat zur Süsspeisenzubereitung ist dieses Kraut aus Lateinamerika das gesunde Süßmittel. Steviablätter mit der 300fachen Süßkraft von Rohrzucker enthalten keine Kalorien und verursachen weder Karies noch Knochenentkalkung (Osteoporose).

Mineralstoffe in Spirulina platensis sind organisch gebunden und deshalb besonders gut verwertbar!

Eisen (Fe) Mikroelement basenwirksam

Eisen wird benötigt zur Bildung von Hämoglobin in den roten Blutzellen und damit für den Sauerstofftransport im Blut, zur Bildung des roten Muskelfarbstoffs Myoglobin, als Baustein für eine Vielzahl von Enzymen, für Atemfunktion, für elastische Fingernägel, für gut ausgebildete Lippenlamellen und Zungenpapillen, zur Katalasebildung.

Eisenmangel macht sich bemerkbar durch: starke Müdigkeit, Bleichsucht, Atemnot bei Anstrengungen, Herzklopfen, Kopfschmerzen, brüchige Fingernägel mit Eindellungen, glatte Lippen, Zungenpapillen bilden sich zurück, Haarausfall, frühzeitiges Haarergrauen, spröde und brüchige Haare. Kinder kauen bei Eisenmangel an den Fingernägeln. Eisenmangel begünstigt Bauchspeicheldrüsenentzündung.

Die Eisenaufnahme wird behindert durch Tannin in Schwarzttee. Die Eisenaufnahme wird gefördert duch Zink, Mangan und Vitamin C.

Erhöhter Eisenbedarf besteht nach großem Blutverlust . Für Blutspender, menstruierende Frauen, während Schwangerschaft und Stillzeit besteht erhöhter Bedarf. Die meisten Frauen haben Eisenmangel.

70 % des körpereigenen Eisens ist im roten Blutfarbstoff Hämoglobin gespeichert. Eisen wird in Magen und Dünndarm resorbiert - die Aufnahmerate liegt bei 10 %. Empfohlene Eisenzufuhr für Erwachsene: 40 mg täglich.

Spirulina Mikroalgen gehören zu den hochwertigsten Eisenlieferanten und begünstigen die Eisenresorption anderer Eisenlieferanten. 5 g Spirulina enthalten 18 mg Eisen.

Jod (J) Mikroelement basenwirksam

Spirulina Algen enthalten eine sehr geringe Menge Jod und können auch bei Überfunktion der Schilddrüse verzehrt werden. Spirulina mit Meerwasser kultiviert enthalten mehr Jod und sind bei Schilddrüsenüberfunktion nicht zu empfehlen.

Zur Bildung des Schilddrüsenhormons „Tyroxin" ist Jod unentbehrlich. Jod wird im Darm vollständig aufgenommen.

Jodmangel macht sich bemerkbar durch: Kropfbildung oder vergrößerte Schilddrüse, Unterfunktion der Schilddrüse mit Müdigkeit, Lustlosigkeit, Kältegefühl in Händen und Füßen, verlangsamtes Denken, trockene Haut mit Haarausfall, Potenzverlust, verlangsamter Herzschlag, niedriger Blutdruck, keine Gewichtsabnahme trotz stirkter Diät.

Jodmangel begünstigt Schilddrüsenkrebs, Blutdruckstörungen und Herzkrankheiten.

Die Jodaufnahme kann durch einige chemische Medikamente gehemmt werden. Vitamin E fördert die Jodaufnahme.

Erhöhter Jodbedarf besteht während der Schwangerschaft. Jodmangel während der Schwangerschaft kann beim Kind zu Schwachsinn durch Versagen der Schilddrüsenfunktion und zu Entwicklungsstörungen führen.

Durch die übliche Ernährung wird nur die Hälfte des tatsächlichen Jodbedarfs gedeckt. Die Verwendung von jodiertem Kochsalz mit anorganischem Jod ist nicht empfehlenswert. Eine gute und natürliche Jodquelle sind Kelp-Meeresalgen Tabletten, die ab und zu, jedoch nicht ständig verzehrt werden sollten.

Kalium (K) Makroelement basenwirksam

Zur Regulierung des osmotischen Drucks im Zellinnern ist Kalium von besonderer Bedeutung und bestimmt auch die Wasserverteilung im Körper. Innerhalb der Zelle ist Kalium vorherrschend, außerhalb der Zelle überwiegt Natrium. Bei Kaliummangel und Übersäuerung dringt vermehrt Natrium in das Zellinnere. Übersäuerung des Zellgewebes (Azidose) öffnet die Zellen für eine Vielzahl von schweren Zivilisationskrankheiten. Kalium gleicht das Säure-Basen-Verhältnis aus, hilft bei der Übermittlung von Nervenimpulsen und aktiviert Enzyme. Kalium wird von Magnesium im Zellinneren gebunden. Kalium unterstützt die Herztätigkeit. Kalium ist Bestandteil der Magensäfte des Magen- Darm-Bereiches. Erhöhte Kaliumzufuhr wirkt Blutdrucksenkend. Kaliummangel macht sich bemerkbar durch: Erschöpfung, Blutzuckerabfall, Muskelschwäche, Schlaflosigkeit. Appetitverlust, Blähungen, Verstopfung, Störung der Darmkontraktionen. Herzrythmusstörungen, verlangsamter Puls, Herzkrämpfe, Herzschädigungen. Kaliummangel im Herzmuskel kann zu Herzstillstand führen. Nach Operationen wird sehr häufig ein plötzlicher Kaliummangel festgestellt, der Darm- und Blasenfunktionen lähmt. Erhöhte Salzzufuhr führt zu Kaliumabbau. Deshalb auf natriumarme Spirulina platensis, kultiviert in Bicarbonat achten, weil mit Meerwasserzusatz gezogene Spirulina höhere Natriumwerte vorweisen. Schwere Kaliumverluste durch häufiges Erbrechen oder Durchfall müssen ausgeglichen werden. Kaliummangel begünstigt Herzinfarkt und Herzkrankheiten. Überkonsum von Kalium bewirkt Muskelkrämpfe, die zu einer Herzblockade führen können. Die Kaliumaufnahme wird behindert durch starken Medikamentenkonsum (Cortison), harntreibende Mittel und Kaffeegenuß.

Kobalt (Co) Makroelement basenwirksam

Hauptbestandteil von Cobalamin (Vit.-B 12), folglich an der Blutbildung beteiligt. Kobalt beeinflußt auch das blutbildende Knochenmark. Kobalt begünstigt die Eisenresorption im Dünndarm.
Kobaltmangel macht sich bemerkbar durch: Teilnahmslosigkeit, Abnahme des B-12-Gehalts im Blut und in den Organen. Kobaltmangel begünstigt perniziöse Anämie. Überdosierung führt zu Schilddrüsenvergrößerung.

Kupfer (Cu) Makroelement basenwirksam

Kupferhaltige Enzyme sind Bestandteil der Atmungsfermente und unterstützen die Zellatmung. Kupfer fördert die Resorbtion im Dünndarm wie auch die Verwertung des eingelarten Eisen. Bei der Blutbildung dient Kupfer als Katalysator. Kupfer hilft Enzyme zu bilden, welche die Blutgefäße elastisch halten. Zum Aufbau von Haut, Haaren, Sehnen, Knochen und des Knorpelleims (Kollagen) ist Kupfer unentbehrlich. Kupfermangel macht sich bemerkbar durch: Blutarmut durch mangelhafte Hämoglobinbildung., Magersucht (Anorexie), Wachstumsstörungen. brüchige und unelastische Blutgefäße, Arteriosklerose, Herzschäden, erhöhter Cholesterinspiegel. Frühzeitiges Ergrauen der Haare. Depigmentierung der Haut, Hautentzündungen. Kupferüberschuß ist nach der Entbindung keine Seltenheit und kann während der Schwangerschaft zu Schwangerschaftspsychosen führen. Wasserleitungen aus Kupfer können zu überhöhten Kupferansammlungen führen. Hoher Blutdruck kann durch zuviel Kupfer entstehen. Bei Kupferüberschuß fördert Molybdän die Ausscheidung über die Galle. Vitamin E und Selen schützen den Organismus vor Kupferschäden. Täglicher Kupferbedarf: 2,5 mg.

Lithium (Li) Makroelement basenwirksam

Als Nahrungsergänzung führt Lithium eine untergeordnete Rolle, weil es hauptsächlich zur Behandlung von Depressionen verwendet wird. Mit Lithium wird versucht, depressive Menschen in einer ausgeglichenen Stimmungslage zu halten.

Überdosierung macht sich bemerkbar durch: grobe Muskelzuckungen, Appetitverlust, Erbrechen, Durchfall und Benommenheit.

Lithium ist enthalten in Mineralwasser und Spirulina.

Magnesium (Mg) Makroelement basenwirksam

Zur Aktivierung der meisten Enzyme wird Magnesium benötigt. Es unterbindet die Oxidation der Fettsäuren und wirkt als Biokatalisator im Protein- und Kohlehydratstoffwechsel. Aminosäuren müssen erst an Magnesiummoleküle andocken, um die Zellmembranen passieren zu können. Muskeln zu bewegen, Nervenimpulse an Muskeln weiterzugeben, ist nur mit Hilfe von Magnesium möglich. Es unterstützt die Herztätigkeit und schützt vor Herzinfarkt. Magnesium ist beteiligt an der Glykogenbildung in der Leber und an der Blutgerinnung. Es stabilisiert die Thrombozyten und schützt vor Thrombosen und Embolien. Ausreichende Magnesiumzufuhr reguliert normale psychische Abläufe. Die körpereigene Abwehr wird unterstützt, die Durchblutung der Kapillargefäße gefördert. Außerdem ist Magnesium Baustoff für Sehnen und Knochengerüst und unerläßlich für einen normalen Schwangerschaftsverlauf.

Magnesiummangel macht sich bemerkbar durch: Kribbeln in Armen und Beinen, erhöhten Cholesterinspiegel,

Schmerzempfindlichkeit nach Operationen. Tendenz zu Spontanallergien. Leichte Reizbarkeit, Lärmempfindlichkeit, Übererregbarkeit, Furchtsamkeit, innerliches Zittern, Schlaflosigkeit, Nervenschwäche, Verkrampfungen. Herzrythmusstörungen, Arterienverkalkung, Nierengrieß und Calcium-Nierensteine. Psychosomatische Erkrankungen, Despressionen, Konzentrationsschwäche, Verwirrtheit, gestörter Orientierungssinn. Plötzliche Ermüdung, Muskelzuckungen (Tremor) und Gewichtsabnahme.

Die Magnesiumaufnahme wird behindert durch fett- und eiweißreiche Ernährung, hohen Alkoholkonsum, bei Mangel der Vitamine B1 und B6, bei überhöhter Calciumzufuhr. Magen- Darmerkrankungen können die Magnesiumaufnahme stören. Dauernde Einnahme von chemischen Medikamenten (Diuretika, Antibabypille, Corticoide) stört ebenfalls die Magnesiumaufnahme. Höherer Magnesiumbedarf besteht bei einseitiger Ernährung mit Weißmehl, Industriezucker, viel tierischem Fett und tierischem Eiweiß.

Empfohlene Magnesiumzufuhr für Erwachsene: 300 bis 400 mg, Senioren 500 mg täglich. Während Schwangerschaft und Stillzeit besteht erhöhter Bedarf, ebenso bei Streßbelastungen, sportlicher Dauerbelastung und Arbeit bei sehr hohen Temperaturen (Glasbläser, Köche).

Für Nierensteinpatienten ist die tägliche Versorgung mit Magnesium, Vitamin B 6 mit hoher Flüssigkeitszufuhr (2,5 bis 3 ltr. destilliertes Wasser) empfehlenswert.

Magnesium ist das Antistreß, Entspannungs und Beruhigungsmineral. Spirulina Algen sind mit 435 mg/100 g ein bedeutender Magnesiumspender.

Mangan (Mn) Makroelement basenwirksam

Als Aktivator manganhaltiger Enzyme sorgt Mangan in Verbindung mit Vitamin K für die Bildung von Blutgerinnungsfaktoren. Ein manganhaltiges Enzym hilft bei der Cholesterin-Synthese. Mangan fördert Knochenwachstum und Knorpelbildung, unterstützt das Abwehrsystem und die Entgiftungsfunktionen. Wichtig für Zuckerstoffwechsel und Muskeltätigkeit. Zusammen mit Zink schützt Mangan das ungeborene Kind vor Erbschäden und Mißbildungen. Frauen schützt es vor hormonellen Störungen. Beim Mann unterstützt es die Samenbildung und sorgt für ausreichend Sexualhormone.

Manganmangel macht sich bemerkbar durch: einen gestörten Cholesterin-Stoffwechsel, Wachstumsstörungen, Skelettveränderungen, Diabetes, Hypoglykämie. Mangel an Mangan kann bei Frauen zu Unfruchtbarkeit und eingeschränkter Stillfähigkeit führen. Beim Mann können die Samenkanälchen degenerieren, es kommt zum völligen Samenverlust, sexuelle Funktionen sind beeinträchtigt.

Überhöhte Mangansupplementierung ist schädlich, führt zu Magen-Darmstörungen, Lungenentzündungen und Schüttellähmung. Mit der täglichen Nahrung ist eine überhöhte Zufuhr nicht möglich.

Empfohlene Manganzufuhr für Erwachsene: 3 - 9 mg tägl.

Natrium (Na)	Makroelement	basenwirksam
Clorid (Cl)	Makroelement	basenwirksam

Beide Mineralstoffe sind für den osmotischenDruck im Extrazellulärraum (außerhalb der Zelle) notwendig. Chlorid ist eine natürliche Chlorverbindung und beteiligt am Kohlendioxydstoffwechsel der roten Blutkörperchen. Natrium erfüllt Aufgaben im Säure-Basen Haushalt, hilft bei der Zucker- und Proteinresorption und hat Einfluß auf die Funktion der Zellmembranen. Mit Natrium werden Muskelreizbarkeit und Muskelkontraktion gewährleistet.
Natriummangel kann entstehen bei exzessivem Sonnenbaden, Hochleistungssport mit extremem Schweißverlust.

Meerwasser enthält ca. 27 % Kochsalz. Sodawasser enthält nur 1 % Kochsalz. Hochwertige Spirulina Algen weisen einen sehr niedrigen Kochsalzgehalt aus. Mit Meerwasser gezüchtete Spirulina Algen enthalten bis zu 26 mal mehr Kochsalz (NaCl) als Spirulina Algen, die artgerecht in Sodawasser (Natriumbicarbonat) gezüchtet wurden.

Ein größeres Problem als der Mangel ist die übermäßige Zufuhr von verstecktem Kochsalz, welches vorwiegend in Fertigprodukten, Industrienahrungsmittel, Kunstdüngergemüse, Treibhausgemüse, Brot und Trinkwasser enthalten ist.
Die Folgen sind: Hautentzündungen, Bluthochdruck, Belastung der Nierenfunktion, Ödeme, Kopfschmerzen, Haarausfall, rheumatische Schmerzen. Erwachsene sollten die Höchstmenge von 5 g Natrium täglichnicht überschreiten.
Die tatsächliche Tageszufuhr ist mit 10 g doppelt so hoch und fördert Herz-Kreislauferkrankungen.
Mit Meerwasser gezüchtete Spirulina Algen enthalten bis zu 26 mal mehr verstecktes Kochsalz als Spirulina aus Sodawasserkultur.

Phosphor (P) Makroelement basenwirksam

Phosphor ist im Verbund mit Calcium am Aufbau von Knochen und Zähnen beteiligt. Phosphorverbindungen sind Elemente von Nucleinsäuren und gehören zu den wichtigsten Bausteinen lebender Zellen, wobei Phosphor als Träger und Vermittler genetischer Informationen dient . Gleichzeitig dient es als Nährstofftransporteur durch die Zellmembranen. Zum Abbau und zur Aufnahme von Nahrungsmitteln sowie zur Energiegewinnung und Energieumwandlung ist Phosphor unentbehrlich.

Phosphormangel ist nicht bekannt. Problematisch ist der Überschuß, hervorgerufen durch den Konsum phosphatreicher Industrienahrung wie Schmelzkäse, Wurst, Cremetorten, Cola-Limonaden, Pudding. Zappelkinder, sogenannte „Phosphaties" sind die Leidtragenden einer solchen Ernährung. Aufgrund ihrer Konzentrationsschwäche erbringen solche Kinder nicht die gewünschten schulischen Leistungen und werden zu unrecht als Psychopathen abgestempelt. Mit Meerwasser gezüchtete Spirulina Algen können einen höhren Phosphatgehalt aufweisen als Spirulina Algen, die in Sodawasser gezüchtet wurden.

Ein Phosphorüberschuß verhindert die Calciumaufnahme, dabei verbindet sich Phosphor mit Calcium und wird als Calciumphosphat ausgeschieden. Dies wiederum führt zur Entkalkung der Knochen (Osteoporose). Eine Entkalkung kann auch zu Arthrose und Gefäßerkrankungen führen.

Selen (Se) Mikroelement basenwirksam

Es ist unerklärlich, daß ein so wichtiges Mineral wie Selen in vielen Fachbüchern nicht erwähnt wird. Unverständlich auch, daß die Weltgesundheitsorganisation (WHO) das am besten erforschte Supermineral „Selen“ nicht zu den lebenswichtigen Elementen zählt. Die „Deutsche Gesellschaft für Ernährung“ (DGE) stuft Selen als essentiel ein. Die Auslaugung der Kulturböden brachte es mit sich, daß Getreide als Selenquelle heute 80 bis 90 % weniger Selen enthält als noch vor 50 Jahren. Bedingt durch das Nord-Süd Gefälle enthält Ackerboden in Schleswig-Holstein drei mal mehr Selen als Ackerland in Bayern. In Deutschland liegt die Selenversorgung derzeit unter der notwendigen Marke. Mit der Verschlechterung der Selenversorgung über die Nahrung stiegen die abwehrbedingten Krankheiten Krebs, Allergien, Umwelterkrankungen, Abwehrschwäche und Herzkrankheiten an.

Spirulina enthält nur Spuren des Halbleiterminerals Selen. Auf dem Markt werden aber Spirulina Tabletten mit Selen angeboten, deshalb soll dieses lebenswichtige Element hier sehr ausführlich beschrieben werden. Bei der Gewinnung von „Spirulina-Selen“ wird dem Kulturwasser organisch gebundenes Selen beigegeben, welches von den Mikroalgen resorbiert wird. Mit „Selen-Spirulina“ steht uns eines der besten organischen Selenlieferanten zur Verfügung.

Im Brockhaus Lexikon kann man nachlesen, daß Selen für „höhere Tiere“ lebensnotwendig ist. Wir Mensch besitzen nichts anderes als als einen „hochentwickelten Tierkörper“; nur göttliches Bewußtsein macht uns zu Menschen.
Weshalb wird Selen für höhere Tiere oftmals als lebensnotwendig eingestuft und für den Menschen nicht?

Ganze Enzymsysteme werden mit Hilfe von Selen aktiviert, die „Freie Radikale" abbauen können. Bei guter Selenversorgung funktionieren immunkompetente Zellen viel besser.

Ältere Menschen erkranken weitaus weniger an Prostata-, Lungen- oder Darmkrebs, wenn mit Selen gestärkte zytotoxische Zellen effektiver Krebszellen bekämpfen können.

Dr. Bonomini konnte mit Selengaben von 200 bis 500 mcg täglich den Allgemeinzustand von Dialysepatienten bessern. Selen erwies sich auch noch als Herzstärkungsmineral besonders bei Herzmuskelschwäche.

Intensivpatienten und Frischoperierte mit Infekten haben ebenso einen niedrigen Selenspiegel aufzuweisen wie jene, die an Lungenentzündung und Schockzuständen leiden.

Grundsätzlich gilt, daß bei jeder Art von Streß mehr Selen benötigt wird. Bei verbesserter Selenversorgung wird weniger Vitamin E verbraucht, dadurch wird die Zellatmung verbessert und die Neutralisierung von Freien Radikalen zusätzlich unterstützt.

Wenn bei Intensivpatienten mit Seleninfusionen die Abwehrbereitschaft gefördert wird, sinkt die Sterblichkeitsrate drastisch. Es kommt auch viel weniger zu Nierenversagen.

Bei akuter Bauchspeicheldrüsenentzündung oder bei Kindern mit Verbrennungen zeigte Selen einen positiven Effekt. Der Mikroblutkreislauf kann mit Selen stimuliert werden, die Blutplättchen können nicht so leicht verkleben.

Selenmangel hat einen großen Einfluß auf die Fruchtbarkeit des Mannes: die Bewegungsfähigkeit der Spermien wird stark eingeschränkt.

Selen wird in Niedrigdosierungen zur Ausleitung der Umweltgifte Quecksilber, Arsen, Cadmium, Silber und Kupfer eingesetzt. Als wasserlösliches Antioxidans verhindert es Zellschädigungen durch körpereigene Peroxide und wirkt vorzeitigem Alterungsprozeß entgegen.

Eine Selenzufuhr von mindestens 40 mcg täglich gilt als ausreichend, empfohlen werden jedoch 200 mcg. Frauen erreichen nicht einmal die Mindestmenge. Mit Selen unterversorgt sind mit Sicherheit Alkoholiker, Schwerkranke, Schwangere und stillende Frauen, auch Vegetarier. Extremer Selenmangel kann folgendes verursachen: Herzversagen, Herzjagen, Lungenödem, Erbrechen, entzündliche Gelenksveränderungen, Virenbefall des Herzens, Schilddrüsenprobleme.

Anorganisches Selen sowie organisches Selen in Überdosen sind toxisch. Die Verabreichung therapeutischer Hochdosen gehört auf jeden Fall in die Hand kompetenter Fachkräfte.

Ein niedriger Selenspiegel erhöht allgemein die Krankheitsanfälligkeit und verzögert den Gesundungsprozeß.

Folgende Nahrungsmittel sind eine gute Quelle für organisches, verwertbares Selen: Vollkonrgetreide, ungeschälter Sesam, Kokosmilch und Kokosnuß.

Selen wird nur in geringen Mengen gespeichert. Eine kontinuierliche Zufuhr mit selenreichen Nahrungsmitteln und Nahrungsergänzungen wie „Selen-Spirulina“ sind angeraten.

Zink (Zn) Makroelement basenwirksam

Als Enzymaktivator, Immunstärker und Hormonbildner erfüllt Zink wichtige Aufgaben im Organismus. Entwertete Industrienahrung enthält nicht mehr ausreichend Zink. Spirulina platensis enthält Spuren von Zink. „Zink-Spirulina" ist eine Algenspezialität mit erhöhtem Zinkgehalt. Bei der Gewinnung von „Zink-Spirulina" wird dem Kulturwasser organisch gebundenes Zink beigegeben, welches von den Mikroalgen resorbiert und eingelagert wird.

60 Enzyme sind auf die Mithilfe von Zink angewiesen. Neueste Erkenntnisse beweisen, daß Zink für die Funktion der Prostata wie auch der weiblichen Sexualdrüsen bedeutsam sind. Zink verbindet sich leicht mit Insulin und unterstützt die Insulinspeicherung. Die Stabilisierung der Zellmembranen gehört zu den lebenserhaltenden Aufgaben von Zink. Zink fördert das Wachstum von Haaren und Nägeln, fördert die Funktion der Netzhaut und verbessert damit das Dämmerungssehen. Das Wachstum von Kindern und die normale Entwicklung des Fötus wird durch Zink gesteuert. Je weniger Zink zugeführt wird, desto höher ist die Verwertungsrate. Die Zinkaufnahme wird gefördert durch die Aminosäuren Zystein und Histidin. Bei jeder Art von Streß, physisch oder psychisch, bei Liebeskummer, Narkosen und Operationen wird vermehrt Zink ausgeschieden - deshalb ist eine vermehrte Zufuhr in solchen Situationen empfehlenswert. Zinkmangel macht sich bemerkbar durch: Diabetes, Haarausfall, Wachstumsstörungen (Zwergwuchs), verminderte Wundheilung (offene Beine), vermindertes Geruchs- und Geschmacksempfinden, Potenzverlust, Eisprungprobleme. Empfohlene Zinkzufuhr für Erwachsene: 15 - 20 mg täglich.

Negative Wirkungen haben Schwermetalle die aus Umweltbelastungen über Nahrung, Atemluft und Wasser aufgenommen werden. In Kleinstmengen sind sie für den Organismus notwendig. In den allgemein vorhandenen Konzentrationführen sie zu gesundheitlichen Gefährdungen und Vergiftungen. Sie verursachen degenerative Erkrankungen, können das Immunsystem lahmlegen und Allergien auslösen. Wer sich davor schützen möchte, achte auf optimale Nährstoffzuruhr und unterstütze die Abwehrkräfte und Entgiftungssysteme des Körpers mit chlorophyllreichen Nahrungsmitteln und Antioxidantien.

Aluminium

Durch Industieausleitungen sehr stark verbreiteter Schadstoff. Der Saure Regen fördert die Aufnahme von Aluminium in Lebensmittel.

Vorkommen:

Aluminiumgeschirr, Industrieabfälle, Deosteine.

Folgen einer Vergiftung:

Alzheimer-Krankheit, degenerative Erkrankung der Großhirnrinde, gestörter Fluor- und Phosphatstoffwechsel und in der Folge Knochenentkalkung (Osteoporose).

Schutzmöglichkeiten:

Koch- und Eßgeschirr aus Aluminium meiden.

Weder innerlich noch äußerlich aluminiumhaltige Produkte verwenden. Mögliche Bezeichnungen von aluminiumhaltigen Produkten: Aluminia, Aluminat, Aluminium.

Eine Ausleitung von Aluminium ist mit vermehrter Calciumzufuhr möglich.

Blei
Durch Autoabgase sehr stark verbreiteter Schadstoff.

Vorkommen:
Atemluft, Nahrungsmittel, Trinkwasser.

Folgen einer Vergiftung:
Blutarmut, Gehirndegeneratioin, Nieren-, Schilddrüsen- und Herzschädigung.
Bei Kindern: Hyperaktivität, Lernschwierigkeiten, Konzentrationsschwierigkeiten.

Eine Ausleitung von Blei ist mit vermehrter Zufuhr von Zink, Eisen, Vitamin C und Vitamin E möglich. Nährstoffmangel erhöht die Aufnahme von Blei und Radionukleiden. Siehe Kapitel „Umweltbelastungen ausgleichen" Spirulina Studie Seite 98. ???

Quecksilber
Hochgiftiges Schwermetall.

Vorkommen:
Zahnfüllungen (Amalgam), Meeresfische, Milch.

Folgen einer Vergiftung:
Depressionen, leichte Erregbarkeit, Zittern, Schwindel, Durchfall, Mad-Hatter-Syndrom, gestörte Immunabwehr.

Schutzmöglichkeiten:
Verzicht auf Amalgamfüllungen. Selen-Spirulina in Kombination mit Chlorella-Algentabletten und Vitamin E helfen, Quecksilberablagerungen auszuleiten. Während einer Ausleitung auf erhöhte Flüssigkeitszufuhr achten.

Cadmium
Verbreiteter Schadstoff in Batterien, als Farbstoff in Kunststoff- und Keramikartikeln.

Vorkommen:
Durch Umweltbelastung in Milch und Wasser - über Kunstdüngung vorwiegend in Ölsaaten (Mohn, Leinsamen).

Folgen einer Vergiftung:
Blutarmut, Nierenschädigung mit Bluthochdruck, blockierte Enzymaktivität und damit behinderte Entgiftung. Cadmium verdrängt Zink und fördert Immunschwäche und Prostataerkrankungen, stört den Calcium- und Phosphorstoffwechsel. Bei schleichender Vergiftung wird Cadmium in der Leber angereichert.

Schutzmöglichkeiten:
Eiweißreiche Ernährung mit Spirulina vermindert die Cadmiumaufnahme. Zusätzliche Zufuhr von Vitamin C, Kupfer, Zink-Spirulina und Selen-Spirulina.

Der Mangel an Vitaminen C, D, B 6 sowie der Mineralstoffe Zink, Selen, Calcium, Eisen, Mangan u. Kupfer begünstigt die Cadmiumaufnahme.

Die Ausleitung von Cadmium ist mit destilliertem Wasser leichter möglich als mit hartem Mineralwasser.

GEWICHTSKONTROLLE MIT SPIRULINA

Moderne Zivillisationsnahrung enthält nicht mehr ausreichend Nährstoffe, deshalb essen wir oftmals zuviel, um ausreichend Lebensbausteine zu ergattern. Denaturierte Nahrung gibt dem Organismus kein Sättigungssignal, deshalb verführt verfeinerte Nahrung dazu, mehr zu essen als eigentlich notwendig. Wer zuviel ißt und sich falsch ernährt bringt nicht nur zu viele Pfunde auf die Waage, er strapaziert auch seine Verdauungsorgane, belastet sich mit unnötigen Schlacken, überfordert damit auf Dauer sein Immunsystem. Hierzu paßt eine kleine Geschichte über den Propheten Mohammed, der auf seiner Wanderschaft auch einen Heiler im Gefolge mit sich führte. Die Hilfe des Heilers wurde kaum in Anspruch genommen, weshalb er gelangweilt um seine Entlassung bat. Beim Abschied fragte er Mohammed: Was tust Du, damit Deine Anhänger nicht krank werden? Dieser antwortete: „Ich selbst unternehme gar nichts. Meinen Schülern gebe ich die Empfehlung, den Bauch zu einem Drittel mit Speise, das andere Drittel mit Getränken zu füllen, das letzte Drittel für Gott frei zu lassen“. Wenn Sie sich nun vornehmen weniger zu essen, werden Sie sich vielleicht unterernährt und kraftlos fühlen.
Mit Spirulina Algen können Sie gleich zwei Fliegen mit einer Klappe schlagen: Sie führen sich wichtige Nährstoffe zu, und Sie reduzieren gleichzeitig ihren Appetit.
Proteine haben einen hohen Sättigungswert. Spirulina Algen bestehen zu 60% aus vollwertigem Protein, sind also bestens geeignet, Ihren Appetit auf natürliche Weise zu stillen. Es wird von Fachleuten spekuliert, daß Spirulina den Blutzuckerspiegel normalisiert und über die Hormon-

steuerung ein Sättigungsgefühl gemeldet wird.Wenn Sie vor jeder Mahlzeit einen Teil des Hungers mit Spirulina Algen stillen, werden Sie schneller satt sein und essen automatisch weniger.

Empfehlung:
30 Minuten vor jeder Mahlzeit , 6 bis 8 Spirulina Tabletten mit 1/4 Ltr. Flüssigkeit einnehmen. Ebenfalls hilfreich ist es, einen Tag in der Woche zu fasten. Ideal ist ein Fastengetränk mi t frischgepreßten Gemüsesäften und Spirulina Pulver. Damit entlasten Sie Ihre Verdauungsorgane und unterstützen die Leber in ihrer Entschlackungsfunktion.

Dies hat mir geholfen, mein Gewicht zu kontrollieren:
Frühstück bestehend aus 0.3 Ltr. frischgepreßtem Gemüsesaft mit 3 Teelöffel Spirulina Pulver angereichert. Mit diesem Zaubertrunk habe ich mir mehr Nährstoffe als mit jeder anderen Mahlzeit zugeführt, Übergewicht abgebaut und zusätzlich meine Leistungskraft gesteigert.

Frisch gepreßte Gemüsesäfte mit Spirulina Pulver angereichert sind sind exzellente Nährstoff- und Lebensspender. Schon nach 15 Minuten sind Ihre Körperzellen mit Pflanzenenergie aufgeladen. Mixen Sie ungefähr 1/8 Ltr. Gemüsesaft mit 1 - 2 gehäuften Teelöffeln Spirulina Pulver. Um Klumpenbildung zu vermeiden, können Sie Ihren Gemüsesaft mit Spirulina Pulver in einer Flasche verschütteln oder mit einem „Green Food“ Batteriemixer zubereiten.

1/2 Ltr. Frischsaft täglich ist die Höchstmenge die Sie sich gönnen sollten. Mehr Frischsaft bedeutet auch immer mehr Entschlackung. Jeden einzelnen Schluck Spirulina-Gemüsetrunk sollten Sie einspeicheln, um mit Hilfe der Speichelenzyme die Ausnutzung zu erhöhen.

Zur Anregung einige Kombinationen zur Saftherstellung:

- Rote Bete, Karotte, Sellerie
- Fenchelknolle, Karotte, Apfel
- Frische Spinatblätter, Karotte, Sellerie
- Gurke, Spinat, Karotte, Kopfsalat
- Endivien, Karotte, Sellerie
- Petersilie, Karotte, Endivien
- Sellerie, Karotte, rohe Kartoffel
- Tomate, Sellerie, Karotte
- Paprika grün, Karotte, Sprinat
- Kresse, Karotte, Spinat
- Löwenzahn, Karotte
- Brennessel, Karotte

Bevorzugen Sie nach Möglichkeit Gemüse und Früchte aus ökologischem Anbau. Sie enthalten nicht nur weniger Nitrat, Schwermetalle und fast keine Agrargifte, dafür umso mehr Nährstoffe und Lebensenergie. Ökologisch erzeugte Produkte kosten im Durchschnitt 30 % mehr als konventionell erzeugte Ware. Jedoch ist der Nutzen doppelt so hoch. Das beste Obst und Gemüse nützt Ihnen wenig, wenn Sie nicht die richtigen Geräte zur Verfügung haben. Verwenden Sie zur Saftgewinnung spezielle Obst- und Gemüse-Entsafter mit niedriger Umdrehungszahl, wie „Green Life“ Entsafter oder „Champion“ Entsafter . Diese Geräte entsaften schonender als Saftzentrifugen, ohne Sauerstoffeintrag, mit höherer Nährstoffausbeute. Sauerstoffempfindliche Vitamine und Enzyme bleiben weitgehendst erhalten. Diese Säfte schmecken nicht nur besser, sie enthalten auch mehr Vitamine und Mineralien und sind nach der Entsaftung sichtbar länger haltbar.

FASTEN MIT SPIRULINA ALGEN

Fasten ist eine der besten Methoden, seinen Körper von Giften und Schlacken zu befreien und optimale Zell- und Organfunktonen herzustellen.
Während der Fastenzeit sind alle Verdauungsorgane entlastet, weil sie nicht mehr mit Nahrungsaufbereitung beschäftig sind. Der Darm wird von Ablagerungen befreit, die Darmschleimhaut kann sich regenerieren. Alle Körperzellen werden zu einem großen Hausputz angeregt. Die Selbstheilungskräfte unseres Körpers können sich leichter entfalten. Fasten ist ein Jungbrunnen, der zu neuen Kräften und strahlender Gesundheit führen kann. Sie können erst dann richtig fasten, wenn Sie bereit sind, auf Komfortnahrung zu verzichten. Seien Sie gewiß, daß Sie durch den freiwilligen Verzicht etwas sehr Wertvolles gewinnen. Totalfasten nur mit Wasser kann heute aufgrund der Allgemeinbelastungen niemandem empfohlen werden. Zu schnell kann es zu Auszehrung und Kräfteverfall kommen, besonders wenn über einen längeren Zeitraum von mehr als zwei Wochen gefastet wird. Spirulina Algen haben sich als gute Fastenbegleiter erwiesen. Sie unterbrechen nicht den Fastenprozeß, unterstützen die Entgiftung und fördern gesunde Blutbildung. Das vollwertige Aminosäurenspektrum verhindert übermäßigen Eiweißabbau und extremen Gewichtsverlust. Bekanntlich ist der dritte Fastentag ein Krisentag, an dem der ganze Organismus auf ein Leben ohne feste Nahrung umgestellt wird. Mit Spirulina kommen Hungergefühle erstgarnicht auf und der Allgemeinzustand bleibt stabil. So übersteht jeder Fastende leicht auch diese Hürde und mit jedem neuen Fastentag fühlt man sich wohler, leichter, zufriedener und fröhlicher.

Fasten ist keine Hungerkur und soll aus einem inneren Bedürfnis heraus in drei Schritten durchgeführt werden.

1. Der Einleitungstag

Der Einleitungstag dient der Vorbereitung, um von fester Nahrung auf leichtere Kost umzustellen. Am Vorabend des Einleitungstages wird mit einem Darmeinlauf der Dickdarm gereinigt. Am Einleitungstag gibt es dann nur ausgereiftes Obst (keine Bananen) und Spirulina zum Essen. Zum Abschluß des Tages, also vor dem Schlafengehen, wird der Dickdarm wieder mit einem Einlauf durchgespült.

2. Das Hauptfasten

Die ersten drei Fastentage lösen eine Unmenge von Säuren und Schlackenstoffen, die in die Blutbahnen gelangen, dann mit dem Urin über die Nieren ausgeschieden werden. Angefangen von Kopfschmerzen, Übelkeit und Kreislaufstörungen können heftige Reaktionen auftreten.

Der Verzehr von Spirulina Algen mit viel Flüssigkeit und die tägliche Darmspülung zur Ausschwemmung der Stuhlablagerungen und Zellgifte sind unerlässliche Maßnahmen für ein erfolgreiches Fastenprogramm.

Um die ersten drei Tage gut zu meistern, wird drei mal täglich 1/8 Ltr. frischgepreßter Gemüsesaft mit 1 Teelöffel Spirulina Pulver angerührt und verzehrt. Dieser Krafttrunk wird nicht wie übliche Getränke getrunken, sondern Schluck für Schluck gekaut und eingespeichelt. Wenn Hungerattacken zur Qual werden, lösen Extraportionen Spirulina-Gemüsesaft das Problem. Am vierten Tag hat sich der Organismus auf Flüssignahrung umgestellt und Hungergefühle verschwinden gänzlich. Sie machen sich erst dann wieder bemerkbar, wenn jeglicher Abfall aus den Gedärmen entfernt, das Blut gereinigt ist, und damit das Ende der Fastenperiode signalisieren.

Jeder wird selbst herausfinden, wieviel Gemüsesaft mit Spirulina zum Fasten notwendig sind. Zwischen den Saftmahlzeiten wird viel stilles, mineralarmes Quelllwasser (am besten ist destilliertes Wasser) und entschlackungsfördernde Kräutertees (Brennesseltee) getrunken. Die Farbe des Urins beobachten: je dunkler, desto mehr Schlacken werden ausgeschieden. Trinken Sie immer so viel Flüssigkeit, daß der Urin sich hell und klar zeigt.

Wer vorwiegend mit frischgepreßten Fruchtsäften fasten möchte, muß wissen, daß Früchte sehr stark entgiften, viel stärker als Gemüsesäfte. Es ist angenehmer, mit frischgepreßten Gemüsesäften zu beginnen und erst nach einigen Tagen auch frischgepreßte Obstsäfte mit jeweils einigen Tabletten Spirulina in den Fastenfahrplan einzubauen. Verwenden Sie nur ausgereiftes Obst, denn unreifes Obst führt zur Übersäuerung des Organismus.
Um Fastenerfahrungen zu sammeln, sollte wenigstens drei bis vier Tage, höchstens eine Woche lang gefastet werden. Mit zunehmender Erfahrung kann die Fastendauer auf zwei bis vier Wochen ausgedehnt werden. Bei zweiwöchiger Fastenzeit kann ohne weiteres leichte körperliche Arbeit verrichtet werden. Geistige Aufgaben sind während des Fastens sogar leichter zu erledigen. Nur wenn länger als zwei Wochen gefastet wird, sollte man sich von der Arbeit frei machen und sich viel Zeit für musische Betätigung, Meditation, Yoga, Bewegung an frischer Luft und längere Ruhepausen gönnen.
In den ersten Tagen sind tägliche Darmspülungen unerläßlich. Nach 8 - 10 Tagen genügt jeden zweiten oder dritten Tag eine Darmreinigung. Empfehlenswert sind auch Vollbäder, um Stoffwechselgifte über die Haut ausscheiden zu können. Wenn der Darm völlig gereinigt ist, genügt in der Regel jeden zweiten oder dritten Tag ein Vollbad.

3. Das Fastenbrechen

Nach einer Fastenperiode müssen die Verdauungsorgane ganz behutsam aus ihrem Schlaf geweckt werden. Dies geschieht am besten mit frisch gepreßtem Orangensaft, dann mit frischem Obst, mit Gemüsesalaten und Gemüsesuppen mit Spirulina. Verzichten Sie anfangs unbedingt auf konzentrierte Eiweißnahrung (Bohnen, Fleisch, Milchprodukte),auf gebratene oder in Fett gebackenen Speisen sowie auf Back- und Zuckerwaren.

Nach einer Fastenzeit haben sind Ihre Instinkte leichter spürbar; Sie spüren was Ihnen wohl bekommt und was nicht bekömmlich ist. Also die beste Gelegenheit, schädliche Ernährungsgewohnheiten abzulegen und Ihren Körper nur noch mit aufbauender Nahrung zu füttern.

Zum Thema „Fasten" sind hiermit die allerwichtigsten Regeln beschrieben. Weil man beim Fasten leicht fröstelt, ist es günstiger in der warmen Jahreszeit zu fasten.

Wer fastet, tut dies auf eigene Verantwortung und im Bewußtsein, daß eine zeitweise Enthaltung von fester Nahrung zu einer tiefgreifenden körperlich/seelischen Reinigung führt. Wer keine Erfahrung hat, kann an Fastenseminaren teilnehmen oder sich von einem erfahrenen Arzt, Fastenberater oder Heilpraktiker betreuen lassen.

Es ist ratsam, für sich in Bescheidenheit und in der Stille zu fasten. Es braucht nicht jeder zu wissen, daß Sie ohne Nahrung auskommen. Sie brauchen nicht Bewunderung oder Bestätigung von Mitmenschen. Loben Sie sich selbst, wenn Sie es schaffen, einige Zeit ohne Nahrung zu leben.

Wichtig: Fasten ist nicht empfehlenswert für Schwangere, Kinder, Senioren im fortgeschrittenen Alter, Krebspatienten, Diabetiker, Herzkranke und Medikamentenabhängige.

Die Studenten des Spriulinaforschers Dr. Hills fasteten 50 Tage lang nur mit Spirulina und Wasser, waren geistig und körperlich gesund und außerordentlich leistungsfähig.

Sibyl Greene fastete 30 Tage mit Spirulina und Fruchtsäften. Hier ihr Bericht:
Diese Diät gab mir alle Nährstoffe die ich benötigte. Ich fühlte mich leicht und zufrieden. Früher war ich nach 10 Fastentagen entkräftet und ausgehungert, doch mit Spirulina fühlte ich mich wohlauf. Nur einmal fiel mein Energiepegel etwas ab. Daraufhin empfahl mir Dr. Hills, die Spirulinazufuhr zu erhöhen, und beinahe augenblicklich kehrten die Lebenskräfte zurück. Das Algenfasten hatte einen reinigenden und entgiftenden Effekt. Ich fühlte mich zufrieden und in Harmonie, klarer und mit weniger Spannungen beladen. Meine Sensitivität wuchs und ich konnte die Botschaften in und um mich herum besser aufnehmen. Meine Aufmerksamkeit und meine Konzentrationsfähigkeit nahmen merklich zu.

Spirulina Pulver mixte ich entweder mit Fruchtsaft oder mit Gemüsebrühe. Innerhalb von 4 Wochen verlor ich 15 Pfund Übergewicht, fühlte mich nie hungrig oder depremiert.

Zwei Aspekte während des Fastens sind wichtig: viel Flüssigkeit trinken (2 - 2,5 L täglich) und regelmäßige Einläufe, um Schlacken auszuscheiden. Um diesen Ausscheidungsprozeß zu unterstützen, nahm ich zusätzlich einen Algentrunk täglich mit 1 Teelöffel Kleie angerührt zu mir. Spirulina ist sehr proteinreich und und bindet deshalb viel Flüssigkeit; auf ausreichende Flüssigkeitszufuhr muß unbedingt geachtet werden.

EINE EXTRAPORTION ENERGIE

Glukose, auch als Traubenzucker bekannt, gehört zur Gruppe der Einfachzucker (Monosaccharide). Jene Zuckerart ist hauptsächlich in Früchten und Honig enthalten. Glukose besitzt nur die halbe Süßkraft von Rohrzucker. Durch seine kurzkettige Struktur kann Glukose ohne Aufspaltung aufgenommen werden und steht dem Körper als schneller Energiespender zur Verfügung. Glukose kann nicht auf Vorrat in der Leber gespeichert werden.

Glykogen, ein Reservekohlehydrat wird in der Leber und in Muskeln gespeichert - das Hormon Insulin steuert diesen Aufbauprozeß. Leberglykogen wird mit Hilfe von vier Enzymen in verfügbare Glukose umgewandelt, dann zur Energieumsetzung in Kohlendioxyd und Wasser verstoffwechselt.

In das komplexe System der Glukosesynthese ist das ganze Nervensystem eingebunden mitsamt den Gefühlshormonen, inclusive der Herstellung biochemischer Stoffe in der Leber, Bauchspeicheldrüse, Hypophyse und Nebennierenrinde sowie der Adrenalinausschüttung.

- ✧ Glukose ist mit ca. 1 % unverzichtbarer Blutbestandteil.
- ✧ Der Gehirnstoffwechsel benötigt Glukose als Treibstoff.

Wenn wir die Funktion unserer Muskeln verstehen wollen, und dies ist für Sportler und körperlich Arbeitende wichtig, dann sollten wir den Glukosestoffwechsel begreifen.

Wenn in Muskeln und Körperorganen Energie benötigt wird, werden mit Hilfe der Hormone Adrenalin und Glucagon das Glykogen der Leber zu Glucose abgebaut und zur Verbrennung bereitgestellt.

Die Energielieferanten "Glukose" und „Fruktose" im Vergleich mit „Glykogen"

Die meisten pflanzlichen Kohlehydrate und Stärkeprodukte müssen den langen Weg der Glykogenumwandlung gehen, bis sie als Energielieferant zur Verfügung stehen oder in der Leber gespeichert werden können.

„Glukose" und auch „Fruktose" geben in kürzester Zeit viel Verbrennungsenergie frei, jedoch ohne die Leber zu benachrichtigen, daß eigentlich mehr Energie benötigt wird; ein plötzlicher Energieabfall ist die Folge.

Aufgrund seines vollwertigen und außergewöhnlich hohen Eiweißgehaltes garantiert Spriulina die Bildung von Glykogenreserven und damit sofortigen, langanhaltenden Energieanstieg.

Das mit vollwertigem Spirulina Eiweiß gebildete Polysaccharid „Glykogen" wird in der Leber gespeichert. Bei langanhaltendem Energiebedarf bekommt die Leber immer wieder das Signal, „Glykogen" zu mobilisieren und Energie zur Verfügung zu stellen.

Im Gegensatz zu „Fruktose" und „Glukose", die nur kurzfristig Energie bereit stellen und zu einem abrupten Energieabfall führen, wird „Glykogen" langfristig bereitgestellt und ist deshalb ein effizienter Langzeitenergiespender für körperliche wie für geistige Anforderungen.

VERWERTBARKEIT UND MUSKELAUFBAU

Für Freizeitsportler, Schwerstarbeiter und Athleten ist die Verstoffwechselung von Spirulina Algen ein äußerst interessantes Thema. Körperliche Betätigung erfordert mehr Brennstoff (Glycogen) zur Energieumsetzung, erfordert mehr Eiweiß zur Muskelbildung, erfordert mehr Mineralsalze, weil diese vermehrt ausgeschwitzt werden. Spirulina liefert hierfür alle notwendigen Nährstoffe.

Im Gegensatz zu anderen Algen besitzen Spirulina Algen keine Zellmembrane und sind deshalb leicht verdaubar.

Energienutzung im Vergleich:

Nahrungsmittel	Energienutzung	Verdauungsverlust
Spirulina	95 %	5 %
Früchte	90 %	10 %
Brot, Getreide	70 %	30 %
Fleisch	50 %	50 %

Zum Aufbau von mehr Muskelmasse ist Spirulina besser geeignet als fragwürdige Hormone. Das breite Aminosäurespektrum mit einem Proteingehalt von 60 % fördert im Training den Aufbau von mehr Muskelmasse. Durch regelmäßige Übungen werden mit Hilfe der eiweißsynthetisierenden Ribosomen neue Muskelzellen gebildet. Bereits 48 Stunden nach dem Training setzt der Muskelbildungsprozeß ein.

**Die Spiralenalge
ist für Kraft- und Ausdauersportler
der muskelbildende Energiespender!**

LEBENDIGE NAHRUNG FÜR ALLE FÄLLE

Je weniger Energie für die Verdauung aufgewendet werden muß, desto mehr Energie steht uns zur Verfügung. Tierische Produkte sind sehr schwer, Kohlehydrate schon etwas leichter verwertbar. Früchte und Spirulina Algen sind sehr leicht aufnehmbar und benötigen am wenigsten Verdauungsenergie. Deshalb habe ich es mir angewöhnt, mich auf Reisen nicht mit belastenden und ermüdenden Nahrungsmitteln vollzustopfen. So überstehe ich lange Zug- und Autofahrten, Seminare und Konferenzen wach, konzentriert und ohne störenden Energieabfall.
Frisches Obst, Wasser und acht Spirulina Tabletten sind schon eine vollständige Mahlzeit.

Auch Obstsaft oder Gemüsesaft (am besten frisch gepreßt) mit 3 Teelöffel Spriulina-Algenpulver angereichert, ist eine vollwertige Mahlzeit und gibt Langzeitenergie.
Kleingeschnittes Gemüse mit einer Spirulinasoße ist ebenfalls ein Kraftspender auf Reisen. Der Phantasie sind hier keine Grenzen gesetzt.

Auf Bergwanderungen sind Spirulinas immer dabei. Gehen unsere Kinder mit Schule oder Freunden auf Reisen, dürfen Spirulina Algen nicht fehlen.

Spirulina Algen lichtgeschützt und luftdicht verpackt sind mehrere Jahre lang haltbar. Sie benötigen wenig Lagerraum, keine Energie zur Zubereitung und sind mit Wasser zusammen sofort als hochwertige Alleinnahrung verfügbar und auch in Notzeiten ein vollkommenes Lebensmittel.

ABWEHRKRÄFTE MOBILISIEREN

Unser Immunsystem hat die Aufgabe, Schadstoffe und Krankheitserreger unschädlich zu machen. Diese Aufgabe beginnt im Darmtrakt, wo eine natürliche Besiedelung mit positiven Darmbakterien dafür sorgt, daß schädliche Mikroorganismen wie Pilze, Viren, Bakterien und giftige Substanzen neutralisiert werden
Der Darm mit ca. 200 qm Oberfläche ist das größte und wichtigste Immunorgan. Von der Gesundheit des Darmes hängt es ab, ob genügend schützende Bakterien auf der Darmschleimhaut angesiedelt sind, die Gifte- und Schlacken neutralisieren und das Säuremilieu erhalten können. Für eine gesunde Darmflora ist die Synthetisierung von Vitaminen (z. B. Vitamine K und B12) dann ohne weiteres möglich. Übersäuerung durch Mangelernährung, Streß und Genußgifte fördern die Fehlbesiedelung mit nährstoffraubenden Hefepilzen (Candida und andere Pilzarten) und führt auf Dauer zur Schädigung der Darmschleimhaut.

Eine geschädigte, poröse Darmschleimhaut entläßt unverdaute Eiweißmoleküle in den Blutkreiskreislauf, die von den Abwehrzellen (Leukozyten, Lymphozyten, Monozyten, Makrophagen) als Fremdkörper erkannt und entsorgt werden. Dies führt unweigerlich zur Überforderung des Abwehrsystems - und im permanenten Immunstreß kommt die Abwehrbereitschaft allmählich zum Erliegen. In der Folge überschwemmen Schlacken und Zellgifte den ganzen Organismus und führen erst zur Übersäuerung (Azidose), dann zu Funktionsstörungen der Organe und letztlich zur Zellschädigung, bzw. Zellentartung.

Unterernährung der Zellen ist eine Ursache für den Zusammenbruch des Immunsystems. Auch mangelhaft verdaute Nahrungsreste können verschiedene krankmachende Reaktionen auslösen: Nahrungsreste werden zu Reizstoffen und verursachen Schleimhautentzündungen in den Verdauungsorganen. Zerstörende Chemikalien und Enzyme werden freigesetzt und schwächen die Schleimhautfunktion der Verdauungsorgane. Nun kann das Fremdeiweiß der schlecht verdauten Nahrung durch die porös gewordenen Schleimhäute in die Lymphbahnen der Verdauungsorgane eindringen und zirkulieren. Das aufgenommene Protein wird als Fremdeiweiß erkannt und von den Zellen des Immunsystems angegriffen. Antikörper verbinden sich mit den Proteinen und rufen Makrophagen und Monozyten zu Hilfe. T-Zellen treffen daraufhin ein und stellen Enzyme und Sauerstoff bereit, um den Stoffwechselabbau der Fremdproteine einzuleiten.

Das Resultat dieses Prozesses ist ein permanent gefordertes Immunsystem, das wie eine Batterie leerzulaufen beginnt. Wird die Zufuhr von allergieauslösenden Stoffen nicht gestoppt und werden immunsystemstabilisierende Nährstoffe nicht in ausreichender Menge zugeführt, so bricht die körpereigene Abwehr durch diesen Dauerstreß früher oder später mit Sicherheit zusammen.

Neben diesem chronischen Allergiezustand bieten unverdaute Nahrungsreste den Hefepilzen wie zum Beispiel "Candida albicans" und anderen Parasiten eine ideale Basis zur Überwucherung. Candidabefall der Verdauungsorgane hat verheerende Wirkungen auf den ganzen Organismus. Die Stoffwechselgifte der Hefepilze belasten zusätzlich das Abwehrsystem. Die Pilze wandern letztendlich in's Blut und von dort in die Organe und können sogar das Gehirn schädigen.

Nahrungsmittelallergien verschlechtern sich in der Folge, Verdauungsstörungen mit starken Blähungen stellen sich ein, Unterzuckerung des Blutes folgt und es bildet sich ein Übermaß an Schleimstoffen. Hautausschläge entlassen Gifte nach außen, extreme Müdigkeit macht sich bemerkbar. Durch den verminderten Stoffwechsel entstehen Entzündungen, die alle Körperzellmembranen in Mitleidenschaft ziehen. Diese Stoffwechselreaktionen haben großen Sauerstoffverbrauch zur Folge und als Abfallprodukt werden zellschädigende "Freie Radikale" produziert. Diese negativ geladenen Sauerstoffmoleküle sind die Hauptursache für den Alterungsprozeß in den Körperzellen. „Freie Radiale“ versuchen verzweifelt ihre elektrische Ladung auszugleichen und schlagen, nach positiver Ladung gierend, Löcher in die Zellmembrane. Die Eingeweideschleimhäute werden dadurch noch mehr destabilisiert und die Durchlässigkeit unerwünschter Fremdproteine in den Blutkreislauf erleichtert.

All diese Prozesse geschehen in einem gefährlichen Zusammenspiel und legen das Immunsystem lahm. Ohne gezielte Immuntherapie mit Änderungen in der Lebensführung, mit Ernährungsumstellung und Unterstützung mit Nahrungsergänzungen, schraubt sich diese Spirale geradewegs in die Katastrophe.

Die Nahrungsergänzung mit Spirulina hilft, mehr immunstimulierende Nährstoffe wie Carotine, Fabpigmente, Mineralien, Enzyme und Vitamine bereitzustellen, um mehr aktive Abwehrzellen produzieren zu können. Die Qualität des Blutes verbessert sich, das Säure-Basen Gleichgewicht wird reguliert, mehr Sauerstoff bereitgestellt, die Zufuhr von Schlacken vermindert, deren Ausscheidung wesentlich gefördert.

NAHRUNG FÜR DIE GRAUEN ZELLEN

Mit Spirulina Algen steht dem Gehirn hochwertige Langzeitenergie zur Verfügung.

Glukose ist einwichtiger Energielieferant für das Gehirn. Kopfarbeiter sindauf eine dauerhafte Nährstoffversorgung angewiesen und können mit Spirulina Algenihre Glukoseversorgung am besten sichern. Wird Spirulina verzehrt, kann mehr Glykogen in die Leber eingelagert und bei Bedarf in Glukose umgewandelt werden.

Glutaminsäure ist ein anderer Nährstoff für Gehirnzellen, die mit der Nahrung zugeführt werden muß und ebenfalls in Spirulina bereitgestellt wird. Glutaminsäure reguliert mit Hilfe einiger Enzyme die Aktivität der Gehirnzellen.

Gehirnfunktion mit Hilfe der Aminosäuren.
Encephalin, Dopamin und Endorphin sind gehirneigene Botenstoffe, die unser Inspirationsvermögen, unsere spirituelle Bewußtheit beeinflussen. Zur Herstellung dieser Gehirnchemikalien benötigt das Drüsensystem Aminosäuren, die in Höchstmengen in Spirulina enthalten sind.

- Encephalin ist ein natürliches, schmerzstillendes und beruhigendes Neuropeptid der Hypophyse.
- Dopamin reguliert emotionale Reaktionen.
- Endorphin unterstützt Konzentrations- und Erinnerungsvermögen, reduziert Angstgefühle, vermindert Niedergeschlagenheit.

ERFAHRUNGSBERICHTE

Als Lehrer an einer Realschule ist es für mich wichtig, auch im fortgeschrittenen Alter von 60 Jahren, voll bei der Sache zu sein. Nachdem meine Gedächtnisleistung besorgniserregend nachließ, versuchte ich es mit Spirulina Algen. Seitdem ich Spirulina Tabletten hochdosiert nehme (15 - 20 Tabletten täglich), kann ich mich viel besser konzentrieren. Ich kombiniere Spirulina mit 2 - 3 Eßl. Weizengrassaft, den ich täglich frisch gepreßt zu mir nehme.

Peter Zwiesele/Laichingen

Als Heilpraktikerin und Krankenpflegerin arbeite ich im ambulanten Pflegedienst. Ein Patient wurde durch Drogenkonsum und übermäßigen Alkoholgenuß schwer krank. Seine Leber war kaum noch in der Lage, Entgiftungsfunktionen zu erfüllen. Der behandelnde Arzt unterrichtete ihn mit deutlichen Worten, daß in seinem Fall aus medizinischer Sicht keine Besserung mehr möglich sei. Er müsse sich auf einen baldigen Tod vorbereiten. Daraufhin ließ sich der Kranke von mir beraten und ich empfahl ihm eine rigorose Ernährungsumstellung. Von nun an ernährte sich der Todgeweihte hauptsächlich von Frischkost und frischgepreßten Gemüsesäften, kombiniert mit Aloe Vera Trunk und Spirulina Pulver (3 x täglich 3 Teelöffel). Die Leber konnte sich regenerieren und sein Allgemeinbefinden besserte sich zusehends.

Adele Hoidn, Bamberg

ENTLASTUNG DER PANKREAS

Das Hormon Insulin ist ein Proteinmolekül. Als Sekret der Pankreas (Bauchspeicheldrüse) hat es die Aufgabe, den Zuckergehalt im Blut auf einem ausgeglichenen Niveau zu halten. Insulinmangel führt zu Diabetes, zu erhöhtem Blutzuckerspiegel mit der Gefahr des plötzlichen Absinkens und Absturz in das „diabetische Koma“.

Bei überhöhtem Genuß von Zivilisationsnahrung (Weißmehlprodukte und Industriezucker) wird die Bauchspeicheldrüse über Gebühr gefordert, zur Regulierung des Blutzuckerspiegels das notwendige Insulin bereitzustellen. Nach Jahren der Überforderung bricht die Insulinproduktion im Dauerstreß zusammen und die Bauchspeicheldrüse ist nicht mehr in der Lage, ausreichend Insulin zur Regulierung des Blutzuckerspiegels bereitzustellen. Bewegungsmangel, Streß, Leberbeschwerden, übermäßige Nahrungszufuhr und Fettleibigkeit treiben die Bauchspeicheldrüse ebenfalls zu erhöhter Insulinproduktion und Überforderung.

Anzeichen von Diabetes:
Erhöhter Blutzuckergehalt, erhöhte Harnausscheidung mit Zuckerausscheidung, rauhe Haut, nervöses Hautjucken, Entzündungen, schlecht heilende Wunden, vermindertes sexuelles Verlangen, trockener Rachen und Durstgefühl. Trotz hoher Nahrungszufuhr will sich kein Sättigungsgefühl einstellen. Energiemangel, rasche Ermüdbarkeit, schnelle Gewichtszunahme und plötzlicher Gewichtsverlust.

Spätschäden langjähriger Diabetes:
Schädigung der Haargefäßwände (besonders der Netzhaut der Augen), gestörte Nierentätigkeit (Nephropathie), diabetisches Gangrän, im Volksmund bekannt als „Brand". Mit gleichzeitiger Übersäuerung (Azidose) und akutem Vitamin-B Mangel wird meistens auch das Nervensystem geschädigt.

Neueste medizinische Untersuchungen geben Anlaß zu der Vermutung, daß mit der Zuckerkrankheit ein erhöhter Cholesterinspiegel und damit Herz- Kreislauferkrankungen in Verbindung gebracht werden können. Inzwischen ist bekannt, daß Insulin auch an der Fett- und Proteinverwertung beteiligt ist und ein Mangel langfristig die freien Fettsäuren im Blut erhöht und Arterienverkalkung begünstigen kann. Diabetes- und Herz-Kreislaufprobleme müssen deshalb zusammenhängend betrachtet werden.

Insulin stimuliert den Glucosetransport zwischen den Muskel- und Gewebezellen und sorgt für die Bereitstellung von Zuckerstoffen in den Zellen wie in der Leber durch Umwandlung von Glucose in Glycogen und Fett. Auch bei der Oxidation von Glucose in Kohlendioxyd und Wasser ist Insulin beteiligt. Insulin regt auch die Proteinsynthese in den Muskeln, Fett- und Leberzellen an.

Bei Insulinmangel wird es sehr schwierig, Glucose aufzuspalten und in Energie umzuwandeln - der Blutzuckerspiegel steigt, jedoch die Muskelzellen erhalten zu wenig Zukker. Also versucht der Organismus Fett und oder Eiweiß anstatt Zucker aufzuspalten und als Energiespender zu aktivieren. Eine rasche Gewichtsabnahme durch den extremen Fett- und Eiweißabbau ist hiermit ausreichend erklärt.

Möglichkeiten zur Kontrolle des Insulinproblems:
1. Durch Reduzierung von Weißmehl- und Zuckerprodukten die Insulinnachfrage vermindern - die Bauchspeichel - drüse wird entlastet.
2. Die körpereigene Insulinproduktion anregen.
3. Die medikamentöse Insulinzufuhr.

Bewegungstherapie, eine kalorienreduzierte, nährstoffreiche Diät mit viel Frischkost, kaltgepreßten Pflanzenölen und Getreidekeimlingen, frischgepreßten Gemüsesäften und drei mal täglich 6 Tabletten Spirulina ist die natürlichste Methode, die Insulinproduktion zu fördern und die Bauchspeicheldrüse (Pankreas) zu entlasten.

Die Nahrungsergänzung mit Spirulina Algen hat für Diabetiker folgende Vorteile:
Spirulinaglycogen als hochwertiger Zucker liefert sofort und langanhaltende Energie, ohne die Insulinproduktion anzuheizen und die Pankreasfunktion zu überfordern. Der Blutzuckerspiegel kann sich bei gleichzeitiger Einhaltung entsprechender Diät innerhalb von wenigen Monaten normalisieren.

„Spirulina Chrom“ ist eine Algen-Spezialität, die besonders zur Unterstützung der Pankreasfunktionen eingesetzt wird. Zur Gewinnung von „Spirulina Chrom“ wird organisches Chrom als Nährstoff dem Kulturwasser beigegeben und von den Kleinalgen resorbiert. Chrom ist das bedeutendste Mineral zur Unterstützung der Insulinproduktion. Auch bei erhöhtem Genuß von Weißmehlgebäck und Zuckerkonsum, zur Förderung von Muskeleiweißaufbau bei Untergewicht und nach plötzlichem Gewichtsverlust wird dieses Nahrungsmittel mit Erfolg unterstützend eingesetzt.

In einer Studie nahmen sieben Testpersonen täglich 15 Tabletten Spirulina zur Nahrungsergänzung. Überhöhte Blutzuckerwerte sanken innerhalb von drei Wochen um durchschnittlich 16,2% und nach sechs Wochen um 27,5%.

Bei den Unterzuckerten konnte eine Zunahme des Blutzuckerwertes von duchschnittlich 20% beobachtet werden.

Hilfreiche für Diabetiker
ist eine Diät ohne Zucker- und Weißmehlprodukte, dafür reichlich Rohkost, Haferkeimlinge und natürlich Spirulina Mikroalgen und die Algenspezialität „Spirulina Chrom".

Weitere Nahrungsergänzungen
zur Unterstützung der Bauchspeicheldrüsenfunktionen sind:
- Aloe Vera Saft
- Gerstengras-Pulver.

Wichtig:
Im Verbund mit Diabetes belasten meistens sklerotische Prozesse das Herz-Kreislaufsystem. Die Ablagerungen in den Blutgefäßen können mit Hilfe folgender Nahrungsergänzungen abgebaut werden:

- Vitamin C
- Vitamin-B-Komplex
- Multivitamine und Mineralien
- Lecithin
- Spirulina platensis
- Spirulina-Selen

Selbstverständlich ist gleichzeitig eine Diät ohne tierisches Eiweiß und ohne tierische Fette erforderlich.

SPIRULINA IN DER KINDERERNÄHRUNG

An unseren eigenen Kindern konnten wir erleben, wie durch richtige Nahrungsauswahl von Anfang an die Zellen positiv programmiert und aufgebaut werden. Deshalb ist eine kindgemäße Ernährung nach dem Abstillen ohne tierisches Eiweiß, jedoch mit pflanzlichem Eiweiß aus Spirulina Algen von besonderem Vorteil.
Tierisches Eiweiß hat in der Kleinkindernährung nichts zu suchen, denn die menschlichen Kauwerkzeuge und der Verdauungsapparat sind nur auf die Verwertung von Pflanzenkost eingestellt. Die meisten Kinder reagieren auf Fleischnahrung instinktiv richtig und lehnen sie ab. Ich selbst lehnte als Kleinkind Wurst und Fleischgerichte ab. Der Gedanke, daß ein lebendes Geschöpf nur des Genußes wegen umgebracht wird, war für mich entsetzlich. Als ich dann auch noch miterleben mußte, wie im Gasthof meiner Eltern Schweine, Kälber und Ziegen auf barbarische Weise erschlagen, erschossen oder nur die Kehle durchschnitten wurden, brach in meiner Kinderseele eine Welt zusammen. So grausam sind also Erwachsene. Eine Welt, in der gemordet und anderen Geschöpfen Leid zugefügt wird, war nicht meine Welt.
So begann ich schon im Vorschulalter, meine fleischlose Nahrung selbst zuzubereiten. Um nicht an Blutarmut zu erkranken, wurde ich von meinem Vater gezwungen, kurz gebratenes, halb rohes Fleisch zu essen. Zu jener Zeit, also in den 50er Jahren war man davon überzeugt, daß man ohne Fleisch schlechtes Blut bekommt, krank und kraftlos wird. Zur Ehrenrettung meines Vaters muß ich erwähnen, daß er im vorgerückten Alter vom blutrünstigen Allesesser zum vegetarischen Rohkostler wandelte.

Daß Kinder vollwertig fleischlos ernährt werden können, konnten wir mit unseren fünf Kindern beweisen. Sie waren bei bester Gesundheit, benötigten selten einen Arzt und fehlten in der Schule nur wenige Tage im Jahr.

An dieser Stelle möchte ich zwei außergewöhnliche Bücher erwähnen, die mein Freund Urs Hochstrasser aus der Schweiz geschrieben hat. Urs ist für mich nicht nur einer der führenden Rohkostspezialisten im deutschsprachigen Raum, er hat es auch verstanden, seine Kinder optimal zu ernähren und seine Erfahrungen in einem Buch zusammenzufassen.
Sein erstes Buch „Rohkost - lebendige Nahrung" ist das Grundlagenwerk. Sein zweites Buch „Kinderenährung, lebendig und schmackhaft" ist einzigartig und jeder Mutter zu empfehlen, die wirklich Verantwortung für ihre Kinder übernehmen möchte.

Spirulina Algen sind für Babys und Kleinkinder eine ergänzende Aufbaunahrung und gewährleisten hervorragenden Schutz vor Mangelernährung und Fehlentwicklung.

Kinder, die auf diese natürliche Weise großgezogen werden, profitieren ein Leben lang davon. Abgesehen davon, daß viele Kinder Fleisch ablehnen und auf Milchprodukte allergisch reagieren, ist Spirulina die absolut beste Eiweißquelle für Kinder.

Mischen sie Spriulina Pulver unter feingeriebenes Gemüse, Salate, Getreidegerichte und in Suppen, oder als Getränk mit Apfelsaft oder Gemüse-Apfelsaft in der Flasche sowie in der Tasse.

UMWELTBELASTUNGEN AUSGLEICHEN

Ein kurzer Rückblick zur Erinnerung, daß der sogenannte Wohlstand seinen Preis hat und jeder sein Restrisiko zu tragen hat. Die Zivilisation hat uns nun mal mit Verbrennungsmotoren, Atomkraft, Hochfrequenzstrahlen, giftigen Industrieabfällen, Wechselstrom, Agrarchemie, Pharmadrogen sowie wertloser Industrienahrung überschüttet.

Bewußte Ernährung und eine kräftige Portion Selbstbewußtsein braucht es wenigstens, der Gift- und Strahlenflut zu trotzen. Die aktuelle Krebs- und Allergieentwicklung bestätigt diese Feststellung. Besser beraten sind jene, die zusätzlich anitoxidative Nährstoffe als Radikalenfänger konsumieren, um das Immunsystem zu wappnen und den Zellstaat zu schützen.

Daß Antioxidantien helfen, Giften ihre Toxizität zu nehmen, dies haben ausgiebige Tierversuche in USA bewiesen. Daß diese Erkenntnisse auch auf den Menschen übertragbar sind, haben unfreiwillige Testpersonen um Tschernobyl beweisen können. Zwei engagierten Frauen aus Weißrußland ist folgende Studie mit Strahlengeschädigten Kindern zu verdanken: Frau Dr. chem. Ludmilla P. Loseva ist Wissenschaftlerin am Forschungsinstitut für Strahlenmedizin in Minsk. Frau Dr. med. Ludmilla W. Tkatschenko ist leitende Kinderärztin an der Klinik des wissenschaftlichen Forschungsinstitutes für Strahlenmedizin in Minsk.

Beiden Wissenschaftlerinen ist bewußt, daß die anfangs beschriebene Situation von Umwelteinflüssen und Mangelernährung Menschen auch ohne Tschernobylbelastung in

eine bedrohliche Lage versetzt.
Sie sahen ihre Aufgabe darin, mit der täglichen Ernährung Schutzsubstanzen zuzuführen, um strahlengechädigte Kinder vor den zellzerstörenden Wirkungen der Radionukleide besser zu schützen. 95 % der Kinder im Alter zwischen 10 und 16 Jahren zeigten offensichtliche Schäden durch Atomstrahlung mit folgenden Symptomen:

- Allergien
- Immundefektsyndrom
- Störungen des Nervensystems
- Magenschleimhautentzündung
- Zwölffingerdarmgeschwüre
- Magengeschwüre
- Venenentzündung
- Bauchspeicheldrüsenentzündung
- teilweiser bis totaler Haarausfall
- verschiedene Schilddrüsenerkrankungen
- Blutbildveränderungen
- Müdigkeit
- Kopfschmerzen
- Bauchschmerzen
- Nasenbluten
- niedriger Blutdruck

Dazu muß man wissen, daß die restlichen Gesunden 5 % bei permanenter Niedrigstrahlung früher oder später Strahlenschäden erleiden werden und in der Folge alle Betroffenen mit Krebserkrankungen rechnen müssen.

Kinder aus dem belasteten Gebiet Gomel, 120 km nördlich von Tschernobyl entfernt, wurden in drei Kontrollgruppen zu je 30 Kinder aufgeteilt.

Gruppe A bekam keine Nahrungsergänzungen und keine besondere Diät. Die Behandlung wurde in der Klinik je nach Art der Erkrankung durchgeführt.

Gruppe B erhielt täglich zehn Tabletten Spirulina platensis. Diese wurden während eines 21tätigen Krankenhausaufenthalts morgens und mittags 30 Minuten vor den Mahlzeiten mit 150 ml Wasser verabreicht. Es wurde keine besondere Diät gereicht.

Gruppe C erhielt täglich sechs Tabletten Spirulina platensis und zusätzlich vier Tabletten Spirulina Selen. Verabreichung wie Gruppe B ohne Berücksichtigung einer besonderen Diät.

Bei allen Kindern wurde vor und nach der Studie der Gehalt der Radioinukleide Caesium-137, Kalium-40, Strontium-90 sowie der Nitratgehalt im Urin gemessen.

Die Kinder nahmen die Nahrungsergänzung Spirulina gut an. Die Verträglichkeit war sehr gut, Nebenwirkungen wurden keine festgestellt. Der Urin der untersuchten Kinder enthielt drei bis zehn mal mehr radioaktive Substanzen als Kinder aus sogenannten „unbelasteten Gebieten".

Bei der Kontrollgruppe A senkte sich während der 21-tägigen Untersuchung der Gehalt der Radionukleide im Urin nur unwesentlich.

Kinder der Kontrollgruppe B erhielten 21 Tage lang täglich zehn Tabletten Spirulina. Bei ihnen senkte sich der Gehalt an Radionukleiden im Urin um 50 % bis 60 %.

Kontrollgruppe C erhielt sechs Tabletten Spirulina und vier Tabletten Spirulina Selen. Schon nach 15 Tagen sank der Cäesium-137 Gehalt um 70 %, nach 21 Tagen um insgesammt 90 %. Strontium sank nach 15 Tagen um 60 % und nach 21 Tagen um insgesamt 90 %.

Diese Zahlen erlauben die Annahme, daß Spirulina die Ausscheidung radioaktiver Moleküle fördert und Strahlungsbelastungen mindert. Diese Annahme wird durch spätere Untersuchungen des Immunstatus bekräftigt.

Selen wurde als wichtigstes Mineral zur Abwehrstabilisierung erkannt, wird jedoch mit der modernen Ernährung unzureichend zugeführt. Zur Unterstützung der Schwermetallausscheidung, im besonderen zur Quecksilberausscheidung bei Amalgamvergiftungen hat Selen seine Wirksamkeit bewiesen. Daß mit Spirulina-Selen auch Radionukleide neutralisiert werden können, ist im ausklingenden Atomzeitalter eine neue, äußerst hilfreiche Erkenntnis.

Auch die Blutwerte verbesserten sich bei den Kontrollgruppen B und C: Leukozyten (weiße Blutkörperchen), Erythrozythen (rote Blutkörperchen), Hämoglobingehalt (roter Blutfarbstoff) erhöhten sich. Die Anzahl der Abwehrzellen erhöhte sich durchschnittlich um bis zu 100 %.

Nebenbei war bei 85 % der „Spirulina-Kinder“ eine Tendenz zur Senkung des Cholesteringehalts und des Blutzuckerspiegels festzustellen.

Das Protokoll der Studie „Immunkorrigierender Einfluß von Spirulina platensis als täglicher Nahrungszusatz im allgemeinen und bei Umweltbelastungen“ kann beim Verlag „Ernährung & Gesundheit“ zum Selbstkostenpreis angefordert werden.

GÖTTERNAHRUNG SPIRULINA

Die Besucher anderer Sonnensysteme wurden von den Erdlingen gerne als „Götter“ bezeichnet, weil Sie mit ihrer Macht, ihrem Wissen, ihrer Technologie, ihrer Kleidung und ihrem erhabenem Auftreten überirdische Atmospähre verbreiteten. Alle Völker dieser Erde hatten irgendeinmal Kontakt mit den Sternenreisenden. Dies belegen unzählig viele Aufzeichnungen, Überlieferungen, Kirchen- und Höhlenzeichnungen, ja alle heiligen Schriften sind voller Zeugnisse von Besuchern aus dem All.
Die Bewohner des Sirius sind bekannt als „Botaniker des Kosmos“ und haben die Spirulina Alge über lange Zeiträume erforscht. Ihre Versuche, Spirulina genetisch zu verändern schlugen fehl. Sie mußten erkennen, daß sich diese sonderbare Alge immer ihres Urcodes erinnert und sich in ihre Urform zurückverwandelt. Weil sie nicht einfach manipulierbar ist und ihre Individualität nur schwerlich aufgibt, zollten die Sternengötter der Spiralenalge großen Respekt und verehren sie als heilige Pflanze. Die Sirianer scheinen auch dafür verantwortlich zu sein, daß die Mikroalge in alkalische Binnenseen gebracht wurde, in denen sie ursprünglichnicht beheimatet waren.

Hauptsächlich ihres hohen Lichtpotentials wegen ist die Spirulina Alge ein Transformationshelfer. In den Doppelhelixen der Erbgutträger (DNA) ist das höchste Lichtpotential gespeichert. Der Faden einer winzigen Erbgutspirale mißt ungefähr 6 m und enthält den vollkommenen Bauplan jeder Zelle, ja des ganzen Körpers. Ein Wunderwerk der Natur, dagegen sind die Speicherkapazitäten unserer Computer kläglich gering.

Die Spirulina Alge ist nicht nur Nährstoffspender für Erbgutträger, sie ist auch in der Lage, geschädigte oder inaktive Erbgutstrukturen zu reparieren und zu aktivieren.

Unsere Körperzellen sind von Natur aus mit sechs erbguttragenden Doppelhelixen ausgestattet. Gegenwärtig funktionierenbei den meisten Menschen nur eine aktive Doppelhelix. Je weniger Erbgutspiralen aktiv sind, desto mehr ist der Mensch an die Materie gebunden. Je mehr Erbgutspiralen aktiv sind, desto mehr Zugang zum kosmischen Informationsfluß (Intuition) wird möglich. Die Lichkräfte der Spirulina Alge sind in der Lage, die ruhenden Erbgutspiralen zu aktivieren. Diese Aktivierung ermöglicht den Zugang zu Fähigkeiten und Wissen, die der geistigen Erweckung des Menschen hilfreich sind.
Mit wachsender Bewußtheit, Liebesfähigkeit und Verantwortungsgefühl wächst die „Zugangserlaubnis" zum kosmischem Wissen. Nach und nach werden eine Helix nach der anderen eingeschaltet und neue Bewußtseinsfenster geöffnet und stabilisiert.
Die Sprialenalge hat einen Einfluß auf die Genstrukturen von Mensch und Pflanze. Deshalb wurde auch auf dem versunkenen Kontinent Atlantis vor mehren tausend Jahren mit der Spiralenalge Genforschungen betrieben. Mit dem Untergang von Atlantis verschwand sehr viel Wissen über den Eingriff in das Erbgut. Dies ist gottgewollt, denn die Strukturen des Erbguts sind vollkomme Einheiten, in die der „unbewußte" Mensch nicht eingreifen darf, weil er die große Ordnung durcheinander bringt.

Wenn diese besondere Kleinalge mit Wertschätzung verwendet wird, kann sie zur Stärkung des ganzen genetischen Systems beitragen.

Unsere beeinflußten genetischen Speicher ordnen sich mit Hilfe der Lichtkräfte in Spirulina und verhelfen zur Aktivierung blockierter Genspiralen. In der Folge werden wir uns mehr und mehr des göttlichen Ursprungs bewußt und wieder an den kosmischen Informationsflluß angeschlossen. Das heißt, wir werden hellsichtig, hellhörend, medial, weil Lichtkräfte unsere schlafenden, außersinnlichen Fähigkeiten aktivieren können.

Alle höherentwickelten Tiere sind unsere Brüder, uns zur Freude und als Helfer gegeben. Sie sind nicht dazu geschaffen, von uns als Nahrungs- und Genußmittel mißbraucht zu werden. Warmblütige Tiere mit Wirbelsäule sind beseelt, sie können fühlen und leiden wie wir auch. Schlachttiere spüren und fürchten sich vor ihrem gewaltsamen Ende und senden Angst- und Todeshormone in ihr Fleisch. Darüber sollten wir nachdenken und uns bei allen leidenden Tieren entschuldigen.
Pflanzen sind freiwillig und immer bereit sich zu opfern, als Lebens-Mittel zur Erhaltung und Entfaltung der Schöpfung zu dienen. Bedanken dürfen wir uns bei den Pflanzenwesen für Ihre Liebe und Hingabe.

Warum ist die Spiralenalge in aller Munde? Weil uns auf dieser Erde ein Entwicklungssprung bevorsteht und Spirulina sich anbietet als Transformationshelfer in eine höhere Form des Daseins. Haben sich deshalb so viele Menschen auf der Erde inkarniert, weil ihre Seelen um die Aufstiegschancen wissen und und diese Gelegenheit nun nutzen möchten?

Spirulina mit seinen hohen Lichtimpulsen ist ein dienender Helfer auf dem Weg in eine neue Dimension.

EMPFEHLUNGEN UND REZEPTE ZUM VERZEHR VON SPIRULINA PRODUKTEN

Spirulina Produkte werden hauptsächlich als Tabletten, als Pulver und als VegiCaps angeboten. Der Algengeschmack erinnert an Fischgerichte und ist für manche gewöhnungsbedürftig, andere lieben ihn geradezu von Anfang an.

Beginnen Sie mit Spirulina in Tablettenform und lutschen Sie ab und zu zur Geschmacksgewöhnung eine Algentablette. Algentabletten sind für mich wie Bonbons und ich liebe ihren Geschmack. Erst wenn Sie sich an den Eigengeschmack gewöhnt haben, versuchen Sie es mit Spirulinapulver. Es ist unglaublich variationsreich zur Zubereitung von Soßen, Dips, Suppen und fruchtigen wie pikanten Mixgetränken verwendbar.

Mikroalgen unterstützen den Entgiftungsprozeß des Körpers. Um nicht zu viele Schlackenstoffe zu mobilisieren und Ihre Entgiftungsorgane zu überlasten, sollten Sie mit 3 mal 2 Tabletten beginnen und langsam auf 3 mal 5 Tablettensteigern. Sie können niemals zuviel Spirulina zu sichnehmen. Optimal sind 15 - 20 Tabletten täglich.

Es ist empfehlenswert, Spirulina Tablettenmit Wasser oder Gemüsesaft zu verzehren. Sie können auch säurearmen Obstsaft dazu trinken. Zuviel Säure im Obssaft kann das Chlorophyll in Spirulina zerstören. Spirulinaeiweiß besitzt eine hohe Quellfähigkeit, nimmt also sehr viel Flüssigkeit auf. Deshalb ist es wichtig, Algentabletten immer mit genügend Flüssigkeit zu verzehren, damit sie im Verdauungstrakt gelöst und assimiliert werden können.

Die Appetitbremse:
Sie wollen abnehmen und sich trotzdem optimal ernähren? 5 bis 6 Spirulina Tabletten vor dem Essen verzehrt erzeugen ein Sättigungsgefühl und nehmen den größten Hunger. Sie essen weniger, reduzieren Ihr Gewicht und versorgen sich trotzdem mit den wichtigsten Nährstoffen. Als Appetitbremse nehmen Sie Spirulina Algen immer 30 Minuten vor dem Essen zu sich.

Bei Leistungsabfall:
Für den Hunger zwischendurch ist es vorteilhafter, Spirulina Tabletten zu verzehren oder zu lutschen, anstatt mit Weißmehl-Zuckerbomben den Energiepegel kurzfristig zu erhöhen.

Eine Mahlzeit mit Spirulina Algen ersetzen:
Kein Mensch kann unter Zeitrdruck sein Essen richtig kauen und verdauen. Es ist empfehlenswert, immer in entspannter Atmosphäre zu speisen. Bei Zeitmangel und auf Reisen können 8 - 10 Spirulina Tabletten mit Wasser oder Gemüsesaft eine komplette Mahlzeit ersetzen.

Zur Nahrungsergänzung:
3 - 5 Spirulina Algen nach oder zwischen den Mahlzeiten mit viel Flüssigkeit verzehren.

Um temperaturempfindliche Nährstoffe wie Chlorophyll, Enzyme, Aminosäuren und Vitamine zu erhalten, sollte Spirulina Algenpulver vorwiegend für kalte Zubereitungen verwendet werden. Deshalb finden Sie auf den folgenden Seiten Spirulinarezepte, die ohne Hitze zubereitet werden. Warme Suppen und Soßen können nach Abkühlung auf 50 ° C nachträglich mit Algenpulver angereichert werden.

Die folgenden Dipsoßen eignen sich für rohes Gemüse, in Scheiben oder Streifen geschnitten. Empfehlenswerte Gemüse: Paprika, Fenchel, Karotten, Stangensellerie, Rettich, Gurken, Knollensellerie, Chicoreeblätter, Blumenkohlröschen, Champignons, Weißkohl, Kohlrabi, Marirübchen, Zucchini. Gemüse einfach in die Soßen eintauchen und genießen. Zu jeder Zeit eine vollwertige Mahlzeit.

Orangen Dip
1 Teel. Lecithingranulat, 1 Teel. Spirulina Pulver, 1 Eßl. kaltgewalztes, weißes Mandelpüree, 5 Eßl. frischgepreßter Orangensaft. Zutaten mit dem Schneebesen verrühren.

Meerrettich Dip
3 Eßl. Süßmolkepulver, 2 Teel. Lecithin, 3 Eßl. Wasser, 1 Teel. Spirulina Pulver, 1 gehäufter Teel. geriebener Meerrettich (ungeschwefelt). Zutaten mit dem Schneebesen verrühren.

Möhren Dip
1 Teel. Lecithingranulat, 1 Teel. Spirulina Pulver, 1 Eßl. kaltgewalztes, weißes Mandelpüree, 5 Eßl. frischgepreßter Möhrensaft. Zutaten mit dem Schneebesen verrühren.

Mandelcreme-Dip
2 Eßl. kaltgewalztes, weißes Mandelpüree, 4 - 5 Eßl. Quellwasser, Prise Ingwerpulver, 1 Teel. Spirulina Pulver. Alle Zutaten mit dem Schneebesen verrühren.

Tip: Mit etwas mehr Flüssigkeit angerührt, werden Dipsoßen zu cremigen Salatsoßen.

Green-Banana Drink
1 reife, geschälte Banane, 2 Tassen Quellwasser, 1 Eßl. Ahorn-Sirup oder 1 Teel. Honig, 1 - 2 Teelöffel Spirulina Pulver. Alle Zutaten im Mixer zu einem Drink mixen.

Dieses Grundrezept kann abgewandelt werden, wenn 1/2 geschälter Apfel, oder 1/2 Papaya mit ein paar enzymreichen Papayakernen, oder 1 geschälte Orange, oder 1 geschälter Pfirsich hinzufügefügt werden. Anstatt Wasser eignet sich auch Sojadrink oder Reisdrink.

Avocado Drink
1 kleine Avocado oder die Hälfte einer großen Avocado, 2 Tassen Quellwasser, frischgemahlener Pfeffer, 1 Teel. Spirulina Pulver. Das Fruchtmark der Avocado mit allen Zutaten mixen.

Dieses Grundrezept kann abgewandelt werden durch Zusatz von: 1/2 Papayafrucht (anstatt Pfeffer ein paar Papayakerne mitmixen) oder einer halben reifen Mango. Als Gewürze eignen sich: Fenchelpulver, Ingwer, Anispulver.

Früchte Drink
1 geschälte Orange, 1 geschälte Kiwi, 1/2 Mango, 1 Tasse Kokosmilchoder Wasser, 1 Teelöffel Spirulina Pulver. Alle Zutaten zu einem Drink mixen.

Grundsätzlich können alle verfügbaren Früchte mit etwas Fruchtsaft oder Kokosmilch und 1 Teel. Spirulina Pulver zu einem energiereichen Fruchtgetränk gemixt werden. Gewürze nach Belieben: Anis, Zimt, Vanille, Minze, Fenchel, Ingwer, Muskatblüte, Gewürznelke, Piment.

Zuviel Fruchtsäure kann Spirulina-Chlorophyll zerstören, deshalb keine reinen Zitrussäfte verwenden, sondern immer mit fruchtsäurearmen Früchten und Säften mischen.

Grüner Joghurt Drink
200 g Joghurt
3 cl Mineralwasser
1 Kaffeel. Spirulina Pulver
1 Spritzer Zitronensaft
1 Prise Kräutersalz

Spirulina in Mineralwasser einrühren und einige Minuten quellen lassen. Alle anderen Zutaten einrühren und kühl servieren.

Gemüse Cocktail
2-3 Karotten
1 Rote Bete
1/4 Sellerie
1 Apfel
1/4 Zitrone
1/4 Gurke
1 Knoblauchzehe
1 - 2 Teel. Spirulina Pulver

Gemüse schonend mit einem „Green Life" Entsafter oder „Champion" Entsafter entsaften, Spirulina Pulver einrühren und frisch servieren. Mit Zusatz von einem Teelöffel kaltgepreßtem Pflanzenöl wird die Verwertung von Beta-Carotin bedeutend verbessert.

Spiru-Mandel Mix
2 Tassen Wasser oder Sojamilch
3 Teel. kaltgewalztes Mandelmus
2 Teel. Spirulina Pulver
2 Eßlöffel Ahornsirup oder 2 Teel. Honig

Alle Zutaten im Mixer mischen.
Natürlich kann dieser calciumreiche Mix auch mit etwas Obst (Banane, Mango, Papaya) zubereitet werden.

Spirulina Butter
125 g Butter
1 Eßl. Spirulina Pulver
Kräutersalz

Butter auspacken und stehen lassen, bis sie weich ist. mit einer Gabel Spirulina und Kräutersalz nach Geschmack einrühren. Dieser Brotaufstrich kann mit Kräuter und oder Knoblauch zu einer Kräuterbutter oder Knoblauchbutter abgewandelt werden.

Gemüseaufstrich
100 g Karotten
70 g Knollensellerie
2 Eßl. Sauerrahm
1 Kaffeel. Spirulina Pulver
1 Eßl. Sojasoße
1 Eßl. gehackte Petersilie

Karotten und Sellerie in einer Küchenmaschine pürieren, die restlichen Zutaten unterrühren. Mit Kräutersalz würzen.

Tofu-Knoblauch Aufstrich
200 g Tofu
1 Teel. Spirulina Pulver
1 Eßl. Sojasoße
1 Knoblauchzehe fein gehackt
1 Teel. Olivenöl kaltgepreßt
frisches Basilikumkraut fein geschnitten

Tofu mit einer Gabel zerdrücken, mit den restlichen Zutaten verrühren. Erst zum Schluß Basilikum beigeben.

Sellerie-Spirulina Salat
1/2 Sellerieknolle
1 reife Banane
untere Hälfte einer Lauchstange, roh
2 Eßl. Saure Sahne
frisches Dillkraut
Kräutersalz
1/2 Kaffeel. Spirulina Pulver

Sellerie fein raffeln, Banane in Scheiben schneiden, Lauch in dünne Scheiben schneiden. Mit Sahne, Dill, Kräutersalz und Spirulina mischen. Garnieren mit Bananenscheiben und Lauchscheiben.

Gazpacho - Kalte Tomaten Suppe
250 g Tomaten
1/2 Salatgurke
1 rote Papirkaschote
1 Karotte
2 Knoblauchzehen
1 Eßl. Spirulina Pulver
Petersilie und Basilikum
schwarzer Pffeffer
1 Kaffeel. Zitronensaft
1/2 Ltr. kalte Gemüsebrühe
1 Eßl. Olivenöl
Kräutersalz

Tomaten 10 Sekunden in kochendem Wasser brühen.
In kaltem Wasser abschrecken und schälen.
Nun die Tomaten mit allen Zutaten im Mixer pürieren.
Mit Kräutersalz und Pfeffer abschmecken.

Paprika-Pampelmuse Creme
100 g grüne Paprikaschote
1 Eßl. Honig
2 Kaffeel. Spirulina Pulver
Zimtpulver nach Belieben
250 g Pampelmusenfruchtfleisch

Paprika in einer Küchenmaschine pürieren, mit Honig, Zimt und Spirulina Pulver verrühren. In eine Glasschüssel füllen und mit Pampelmusenspalten garnieren.

Avocado Creme
1 reife Avocado
1 Teel. Zitronensaft
1 Eßl. Zwiebelwürfel
1/4 Knoblauchzehe fein gehackt
1 Tomate 10 Sek. brühen, schälen, fein hacken
1 Teel. kaltgewalztes Mandelmus
1 Teel. Spirulina Pulver
Meersalz
weißer Pfeffer

Avocado halbieren, das Fruchtmark herausschälen. Mit Zitronensaft beträufeln und im Suppenteller mit einer Gabel zerdrücken. Restliche Zutaten dazugeben und gut verrühren. Auf einem Teller anrichten und mit Tomatenspalten und Petersilie oder Alfalfasprossen gefällig garnieren.

Apfel-Creme
1 Tasse Apfelmus mit 1 Teel. Spirulina Pulver verrühren. 1 - 2 Eßl. Schlagsahne darunterheben. In Glasschale füllen und mit Sahnetupfer garnieren. Anstatt Schlagsahne kann auch flüssige Sahne verwendet werden.

SPIRULINA FÜR EINE HUNGERNDE WELT

Viele kluge Leute wollen die Menschheit retten und bieten Lösungen an, die ihre Berechtigung haben.
In Bezug auf die Welternährungslage könnte Spirulina realistisch zur Verbesserung der Eiweißversorgung eingesetzt werden, wenn die Mächtigen dieser Welt Mitgefühl für die Ärmsten in den Ländern der Dritten Welt entwickeln würden. Es ist betrüblich mitansehen zu müssen, daß viele Völker bewußt in Abhängigkeit, Krankheit, Hunger und Armut gehalten werden, um sie besser kontrollieren und ihre Bodenschätze ausbeuten zu können.
Zwei Drittel der Weltbevölkerung hungert. Läßt man sie bewußt hungern, wenn Aufklärung zur Empfängnisverhütung, Zwangssterilisation, Seuchen und Kriege nicht mehr zur Reduzierung der Weltbevölkerung beitragen?
Wenn der Bevölkerungszuwachs sich wie bisher weiterentwickelt, wird sich einerseits die Weltbevölkerung verdoppeln, andererseits verkarsten jedes Jahr Agrarflächen in der Größe der Schweiz und sind unwiederbringbar verloren. Wie soll eine wachsende Weltbevölkerung auf immer weniger Anbaufläche ernährt werden? Die Zukunftsforscher haben noch keine Antwort auf die drohende Bevölkerungsexplosion bei gleichzeitigem Verlust von Agrarflächen und verebbenden Energieresourcen.
Wenn schon keine Lösungen in Sicht, klammern sich unsere Zukunftsforscher an ein Verzögerungsmodell. Um die Energie- und Errnährungskatastrophe nicht schon in 30 Jahren vor Augen zu haben, soll der laufende Prozeß verlangsamt werden, in der Hoffnung, innerhalb von 50 Jahren Lösungen für ein Überleben der Menschheit entwikkeln zu können.

Angesichts einer „angeblichen“ Überbevölkerung bieten Spirulina-Farmen praktische Lösungen, mit Hilfe von Sonnenlicht, Sodawasser und Spirulina-Kulturen ein Vielfaches an Eiweißmasse zu ernten. Zum Vergleich: **Pro Hektar Wasserfläche können in einem Erntejahr 30 Tonnen Algen geerntet werden. Im Gegensatz dazu beträgt bei Sojabohnen die Erntemenge 3 Tonnen. Die Proteinerzeugung über Schlachtfleisch ist nicht nur die unwirtschaftlichste Variante, sondern auch die unwürdigste und umweltschädlichste. Um 1 kg Rindfleisch zu erzeugen, werden 16 kg Getreide verfüttert, das sinnvoller zur Humanernährung verwendet werden könnte.** Zusätzlich tragen Güllegase zur Schädigung der Ozonschicht bei und Gülledüngung ist mitverantwortlich für hohe Nitratwerte im Trinkwasser.

Übermäßiger Fleischkonsum (das sind schon mehr als zwei Fleischgerichte wöchentlich) fördert Übersäuerung, Herz- und Kreislauferkrankungen, Krebserkrankungen, Entkalkung, Arthritis, Arthrose, Rheuma, Gicht. Der Verzicht auf tierisches Eiweiß fördert nicht nur die Gesundheit, es entlastet die Umwelt und hilft viel Leid der Schlachttiere zu vermeiden. Warmblüter mit einer Wirbelsäule sind beseelte Wesen - sie fühlen Schmerz, Angst und Tod.

Die UNO ist seit vielen Jahren im Besitz einer Spirulina Studie - die Mächtigen wissen also, wie der Welthunger gestillt werden könnte. Aufgrund der gebotenen Möglichkeiten bleibt die Hoffnung, daß die UNO ihr gesammeltes Wissen über die Eiweißversorgung mit Spirulina einsetzt. Viele Spirulinafarmen könnten mit finanzieller Unterstützung und Fachwissen gefördert werden, um die Eiweißversorgung weltweit zu verbessern.

SPIRULINA AUF DER HAUT

Algennährstoffe sind auch eine Wohltat für die Haut, denn die Aminosäuren aktivieren das Selbstregulierungssystem. Die Haut erfährt eine gründliche Tiefenreinigung, dabei wird sie dank Gamma-Linolensäure gut durchblutet. Vitamine wie Beta Carotin und Vitamin E verlangsamen den Alterungsprozeß. Der zellaufbauende Pflanzenfarbstoff Chlorophyll wirkt Entzündungen entgegen und trägt zur Regeneration bei.

Eine Spirulina-Gesichtsmaske
ist für alle Hauttypen, besonders für unreine Haut geeignet. Sie beruhigt gestreßte Haut und macht müde Haut wieder frisch. Gönnen Sie sich wenigstens ein mal in der Woche eine Algen-Gesichtsmaske.
Das Rezept: 1 Eßl. Spirulina Pulver mit wenig Wasser oder Aloe Saft cremig rühren. Diese Paste sanft in die Haut einmassieren, 20 Minuten einwirken lassen. Danach mit lauwarmem Wasser abwaschen und mit Aloe Vera Gesichtsmilch oder Aloe Vera Creme nachbehandeln.

Spirulina-Fußbad contra Fußpilz
Heiße Fußbäder entgiften wohltuend den Körper. Mit einem Zusatz von Spirulina Pulver können Sie wirksam gegen Fußpilze auf der Haut vorgehen.
Und so wird's gemacht: in einer Fußbadewanne 2 gehäufte Eßl. Spirulina Pulver mit kaltem Wasser anrühren, mit heißem Wasser auffüllen. Nach einem Fußbad die Füße mit Aloe Vera Öl einmassieren.

SPIRULINA - DIE IDEALE TIERNAHRUNG

Nicht allein des hohen Proteingehaltswegen ist Spirulina für Tiere eine besondere Zusatznahrung. In ihrer Gesammtheit mit den übrigen Nährstoffen ist Spirulina eine außergewöhnlichen Tiernahrung, die große Verbreitung fand.

Die Fischindustrie verwendet Spirulina, um Wachstum, Gesundheit und Fortpflanzungsfähigkeit von Lachs und Shrimps zu fördern. Mit zwei kg Spirulinafutter wachsen ein kg Fisch heran. Mit einem kg Spirulina können nahezu ein kg Shrimps erzeugt werden.

Drei kg Spirulina an Schweine verfüttert bringen ein kg Fleischzuwachs. Für mich eine fragwürdige Eiweißproduktion, wo doch Spirulina direkt von uns ohne Umwege über das Tier verzehrt werden kann. Hühner legen mehr Eier, wenn Spirulina zugefüttert wird; das Eidotter ist aufgrund des hohen Carotingehalts goldelb gefärbt. Alle Fütterungsversuche mit Spirulina, mit den verschiedensten Tieren, angefangen von der Kuh die mehr Milch gibt bis zum Goldfisch der eine schönere Färbung bekam, konnten nur Vorteile und Verbesserungen festgestellt werden.

Spirulina als Haustierfutter hat Berechtigung und macht Sinn. Durch nicht artgerechte Tierfütterung leiden viele Haustiere wie Menschen auch, an Nährstoffmangel und deren Folgen. Jeder Tierhalter möchte, daß sein Haustier ein schönes Fell, starke Knochen und gesunde Zähne besitzt, fortpflanzungsfähig ist und eventuell vollkommene Nachkommenschaft garantiert.

Immer wenn ich mich zum Schreiben in's Dachzimmer zurückgezogen habe, besuchte mich der weiße Kater meiner Mutter. Er war sehr anfällig gegen Infekte und litt immer wieder an einer Augenentzündung. Erst als meine Mutter begann, Spirulina zuzufüttern, stabilisierte sich der Allgemeinzustand und die Entzündung klang ab.

Caro, der weiße Schäferhund der Familie Ziller lebt auf einem schwäbischen Biohof. Als erstes Futter bekommt Caro gekochte Dinkelgrütze mit Eigelb und einem gehäuften Teelöffel Spirulina Pulver. Zur zweiten Mahlzeit gibt es eingeweichtes Vollwert-Trockenfutter mit einem Teelöffel Spirulina Pulver. Dieses edle Haustier erfreut sich bester Gesundheit und psychischer Stabilität.

In vergangenen Jahr hatten die Zillers 13 junge Kätzchen großgezogen. Wenn die Spirulina Dose geöffnet wurde und Algenduft durch die Küchenstube wehte, kamen viele junge Halbangorakätzchen angelaufen und freuten sich auf ihre Spirulinamilch. Jedes Tier hat in punkto Ernährung seine eigenen Vorlieben, wie Menschen auch. Manche Tiere sind geradezu süchtig nach Algenfutter, andere bevorzugen nur einen kleinen Spirulinazusatz.

Zur Aufwertung können drei bis maximal zehn % Spirulina Pulver zur gewohnten Tiernahrung zugesetzt werden. Mit Spirulinapulver angereichertes Futter muß ausreichend mit Wasser angemischt werden, denn Spirulinaprotein besitzt ein hohes Quellvermögen und nimmt deshalb viel Feuchtigkeit auf.

Artgerechtes Tierfutter mit Spirulinazusatz kann helfen, Haustiere vor vielen Zivilisationschäden durch Mangelernährung zu schützen.

Lore Endriß-Schneider berichtet von Ihren Spirulina Erfahrungen mit ihrem Kater „Einstein".

Im Alter von sechs Wochen holten wir Einstein aus einem Tierheim in Stuttgart. Das Heim wollte ihn erst nicht hergeben, denn das Katerchen war total verwurmt und krank. Doch nach dreitägigem Bitten hatte er ein neues zuhause.

Meine Tochter nahm schon damals morgens ihre Spirulina Tabletten ein und Einstein versuchte begehrlich, von den grünen Tabletten welche abzubekommen. Sie war sehr großzügig zu unserem kleinen Zögling. Als sie sah, wie es ihm schmeckte, gab sie ihm soviele Spirulinas wie er wollte. Einstein gierte geradezu nach „seinen" Algen Tabletten. So kam es, daß er an manchen Tagen über den Tag verteilt, bis zu zwanzig Spirulina Tabletten zu sich nimmt.

Katerchen Einstein war ein im Wachstum zurückgebliebener, süßer aber bedauernswerter Todeskandidat. Dank Spirulina hat er seine Krankheit überwunden und die Hakenwurmattacke mit Hilfe von Wurmmitteln überstanden. Heute ist Einstein dreieinhalb Jahre alt, wiegt etwas mehr als sechs Kilogramm, ist kerngesund, muskulös, blitzgescheit und wunderschön anzuschauen. Er bewegt sich geschmeidig wie eine Wildkatze und keine andere Katze in unserer Siedlung ist so schnell wie Einstein. Seine Sprungkraft ist enorm - aus dem Stand springt er auf unseren hohen Wohnzimmerschrank. Einstein unterscheidet sich in jeder Hinsicht von den anderen hier herumlaufenden zivilisationskranken Hauskatzen.

Lore Endriß-Schneider, Schwäbisch-Gmünd.

Spirulina Alge - hilfreich von A - Z

A

Stärkt die Abwehrkräfte, antivirale Wirkung bei: Herpes simplex-1, HIV 1, Grippe Virus A, Masern und Mumps. Verbesserung des Allgemeinzustandes bei chronischen Krankheiten. Verbessert die Sehkraft der Augen, Leberstärkend bei hohem Alkoholkonsum. Unterstützt Amalgamausscheidung, vermindert allergische Reaktionen, vermindert Akne, hilft bei Alkoholentwöhnung, vermindert arthritische Beschwerden, natürliche Appetitbremse.

B

Basenbildend, reguliert Blutzuckerspiegel, fördert Blutbildung und Blutreinigung. Vermindert Bluthochdruck, ideale Zusatznahrung für Babys und Kleinkinder, verbessert die Blutzirkulation.

C

Senkt Cholesterinspiegel, vermindert Candidabefall.

D

Fördert bei Diabetes die Funktion der Pankreas, fördert Ansiedlung gesunder Darmbakterien, stopt Durchfall, verbessert die Darmfunktionen.

E

Energiespender, fördert die Entgiftung, wirkt Entzündungen entgegen, vermindert Ekzembildung, hochwertiger Eisenlieferant bei Blutarmut, vollwertige Eiweißquelle.

F

Ideale Fastenspeise, fördert die Fruchtbarkeit des Mannes.

G
Ideale Gehirnnahrung. Hilft Botenstoffe für das Gehirn zu bilden.

H
Antiviral bei Hepatitis A und B, vermindert Herpesbeschwerden, vorbeugend bei Haarausfall, vermindert Hautprobleme.

I

J

K
Ideales Nährmittel und Eiweißlieferant bei allen Krebsformen, verbessert die Konzentrationskraft.

L
Stärkt und entgiftet die Leber,
hilfreich bei Leberzirrhose.

M
Leichtverdauliche Nahrung bei Magenbeschwerden, idealer Milchersatz bei Milchunverträglichkeit.

N
Hohe Nährstoffdiche, Verbesserung der Nährstoffverwertung, fördert Hautregeneration bei Neurodermitis, nervenstärkend, gleicht Nährstoffmängel aus, entsäuert überlastete Nieren.

O
Basenmittel und Calciumlieferant bei Osteoporose.

P
Stabilisiert Psyche, vermindert PMS (prämenstruelles Syndrom), vermindert Poriasisbeschwerden.

R
Fördert Ausscheidung radioaktiver Isotope, vermindert rheumatische Beschwerden. Ideale Reisenahrung.

S
Reguliert Säure-Basenhaushalt, fördert Stoffwechsel, förder t die Selbstheilungskräfte, verbessert Streßabwehr, fördert die Ausscheidung von Schwermetallen, vermindert Schuppenbildung, fördert Sonnenschutz der Haut, hochwertige Energienahrung mit Langzeiteffekt für Sport und Freizeit, vermindert Schizophrenie, unterstützt Schilddrüsenfunktion.

T

U
Hilft Übergewicht abzubauen.

V
Für Vegetarier vollwertige Eiweißnahrung mit allen lebensnotwendigen Aminosäuren.

W
Fördert Wundheilung.

Z
Vermindert Heißhunger auf Zuckerprodukte.

DANKSAGUNG

Bei dieser Arbeit erhielt ich große Unterstützung durch Herrn und Frau Hau, die als Heilpraktiker und Spirulinaspezialisten diese besondere Kleinalge vor 20 Jahren bei uns bekannt gemacht haben.

Dank an alle, die mitgeholfen haben, die Spiralenalge zu erforschenund und Möglichkeiten zur Kultivierung entwickelten.

Dank an die Betreiber von Sonnenfarmen, die unsere Versorgung mit Qualitätsprodukten sichern.

Besonderen Dank gilt meiner Frau, die mir Ihre Unterstützung schenkte und Zeit zum Schreiben gab.

Reiner Schmid
Im Winter 1999/2000

QUELLENVERZEICHNIS

„The Secrets of Spirulina“
Medical Discoveries of Japanese Doctors.
Dr. Christopher Hills, University of the Trees Press.

„SPIRULINA: FOOD FOR A HUNGRY WORLD“
A Pioneer's Story in Aquaculture.
Hiroshi Nakamura, University of the Trees Press.

„Immunkorrigierender Einfluß von Spirulina platensis als täglicher Nahrungszusatz im allgemeinen und bei Umweltbelastungen“ Dr. chem. Ludmilla P. Loseva, Dr. med. Ludmilla W. Tkatschenko.

„Stop der Azidose, Allergien und Haarausfall“
Ursachen, Vorbeugung, Hilfen.
Halima Neumann, Fürhoff Verlag

„Der Säure-Basen-Haushalt“
Gesund durch Entsäuerung.
Dr. med. Michael Worlitschek, Haug Verlag

„Botschaft der Götter“
Rätsel, die die Welt erregen.
Video, Erich von Däniken.

„Natürlich Gesund mit Mikroalgen“
Sanfte Hilfe für Magen, Darm und Stoffwechsel.
Südwest Verlag, Ulla Rahn-Huber.

„Mikroalgen - Heilkraft aus dem Wasser“
Mit der Blaugrünalge Spirulina und der Grünalge Chlorella die Vitalität steigern und Krankheiten lindern.
Südwest Verlag, Ulla Rahn-Huber.

Im Verlag „Ernährung & Gesundheit“ sind folgende Bücher und Video erschienen:

„Aloe Vera - Das Geschenk der Natur an uns alle“
Wissenswertes über die Wüstenlilie Aloe Vera barbadensis miller. Verwendungsmöglichkeiten zur Nahrungsergänzung und zur Hautpflege von A bis Z. Diese Succulente ist ein Allroundtalent und sollte in keinem Haushalt fehlen.
Dr. J. Finnegan/R. Schmid, DM 17,80

„zuhause selber keimen“
Wissenswertes über Keimling, Anleitung zum Keimen.
Selber keimen ist einfach und setzt einige Grundregeln voraus, die in diesem Büchlein kurz und prägnant erklärt werden. Zur vollwertigen Ernährung gehören einfach selbstgezogene Keimlinge.
Reiner Schmid, Verlag „Ernährung & Gesundheit“. DM 14,80

„Weizengrassaft - Medizin für ein neues Zeitalter“
Wissenswertes über Weizengras, Anleitung zur Anpflanzung. Entschlackung und Zufuhr von Nährstoffen und Sonnenenergie mit dem chlorophyllreichen Pflanzensaft birgt besondere Möglichkeiten der Regeneration und Möglichkeiten zur Selbsthilfe.
Reiner Schmid, DM 17,80.

Video für Gesundheitsbewußte und Therapeuten:
„Weizengrassaft - Gesundheit aus dem Licht“
Der Saft von jungem Weizengras ist einer der energiereichsten Nährstofflieferanten und zur Entschlackung, Blutbildung und Blutreinigung von größtem Wert. Patienten berichten über ihre positiven Erfahrungen. Prof. Popp und die Naturheilärztin Dr. S. Flade erläutern den Wert von Weizengrassaft. Der Heilpraktiker Peter v. Buengner zeigt mit der Dunkelfeldmikroskopie die erstaunlichen Auswirkungen von Weizengrassaft auf die Blutqualität. Gezeigt werden Anbau von Weizengras und die Zubereitung des Pflanzensaftes. Laufzeit ca. 45 Minuten.
Sabine Schumacher, Johannes Enning, DM 39,-